总主编 孙红梅 贺 娟

实验室基本技术和中医学综合实验指导

（供中医学、针灸推拿学、护理学等专业用）

主 编 杨向竹 徐 雅

U0307250

中国中医药出版社

·北 京·

图书在版编目（CIP）数据

实验室基本技术和中医学综合实验指导/杨向竹，徐雅主编. —北京：中国中医药出版社，2015.9

高等中医药院校创新系列实验教材

ISBN 978 - 7 - 5132 - 2742 - 1

Ⅰ. ①实…　Ⅱ. ①杨…　②徐…　Ⅲ. ①中医学 - 实验 - 中医学院 - 教材

Ⅳ. ①R2 - 33

中国版本图书馆 CIP 数据核字（2015）第 208939 号

中 国 中 医 药 出 版 社 出 版

北京市朝阳区北三环东路 28 号易亨大厦 16 层

邮政编码　100013

传真　010 64405750

北京时代华都印刷有限公司印刷

各地新华书店经销

*

开本 787 × 1092　1/16　印张 9　字数 200 千字

2015 年 9 月第 1 版　2015 年 9 月第 1 次印刷

书　号　ISBN 978 - 7 - 5132 - 2742 - 1

*

定价　18.00 元

网址　www. cptcm. com

高等中医药院校创新系列实验教材

《实验室基本技术和中医学综合实验指导》编委会

主　编　杨向竹　徐　雅

副主编　王玥琦　刘晓燕

编　委　（以姓氏笔画为序）

马淑然　许筱颖　李姝玉　张　前

赵俊云　倪　磊　郭　健　禄　颖

前　言

　　随着教育理念的更新和医学模式的转变，注重医学生实践能力、创新精神、综合素质的培养已成为医学教育的共识，加强医学实践教学、改革医学实践的教学内容和模式已得到广泛认可。在我国，高等中医药院校经过半个多世纪的建设与发展，实现了从传统教育方式向现代教育方式的转变，现代中医药高等教育已经成为我国高等教育体系的重要组成部分，完善中医药学及其相关专业实践教学体系、突出实践教学环节、强调中医药实践教学特色的改革已在中医药院校普遍展开，围绕中医药院校实践教学教材的改革，特别是基础医学实验教材和中医药特色实验教材的建设工作势在必行。我们在北京中医药大学以及中国中医药出版社的大力支持下，组织编写了这套高等中医药院校创新系列实验教材。

　　本次出版的高等中医药院校创新系列实验教材包括三个分册，第一分册《实验室基本技术和中医学综合实验指导》、第二分册《形态学实验指导》、第三分册《机能学实验指导》，基本包括了中医药学及其相关专业学生的基础实验教学内容。

　　本系列创新实验教材的编写和中医药院校基础实验教学的改革密切联系，编委会多次组织各分册主编进行研讨，专门聘请兄弟院校的专家介绍基础实验改革经验，力求通过这套教材的推广使用，促进中医药院校实验教学模式的转变，并为新实验教学体系的建立提供教材保证。

　　本系列创新实验教材的编写是在查阅国内同类教材的基础上进行的，既遵循医学实验教学的规律，又开阔思路、大胆创新，对这套教材进行了整体创新设计。将原来基础实验教学中分散在生物学、组织学、生物化学和生理学实验中的一些医学基本实验方法和技术进行有机整合，编写了第一分册《实验室基本技术和中医学综合实验指导》，"实验室基本技术"部分从医学实验的需要出发，增加了实验室安全知识的内容，并根据中医学的特点增加了中药汤剂的制备及计量计算的实验内容，这样既减少了重复，又给学生建立了基础医学实验的整体概念；"中医学综合实验指导"部分依据高等中医药院校人才培养的需求编写了独具特色的中医学实验，将中医学的基本理论与现代医学密切联系，在我校多年进行中医学实验的基础上，从验证性、综合性和设计性多个层次进行精心设计，使中医药院校的学生在了解中医辨证论治规律的同时，也了解中医药应用的科学性，以开拓学生的视野，锻炼学生的动手能力，提高学生的创新意识，并初步使学生建立中医学科研的基本思路。第二分册以人体组成系统为主线，将器官的大体正常解剖形态结构和病理解剖的变化相比较，将肉眼和显微镜观察相结合，图文并茂，使学生对人体主要器官的正常形态和病理变化、大体结构和微细结构有一个全面的认识，使原来在解剖学、组织学和病理学分别学到的知识在实践教学中得到进一步融会贯通。第三分册上篇将生理学、药理学和病理生理学的实验进行有机整合，使学生在认识人体某些生理现象的同时，还熟悉了药物的影响以及病理状态下机体生理功能的改变，强化了基础实验与临床的密切关系；下篇除了介绍生物化学经典基本实验外，密切结合现代疾病谱的变化编写了糖、蛋白质及肝脏功能代谢方面的综合实验，还增加了学生设计性实验的内容，使学生将从生物化学中学到的理论知识与临床疾病的诊断方法密切联系起来，既加深了对机体代谢过程的理解，也观察到了某些疾病引起的机体代谢功能的改变。

总之，本系列实验教材从编写理念、思路到框架搭建以及内容编排上都力求创新，改变了以往单纯以理论课程为中心设计验证性实验的模式，以临床医学的需要为导向，加大了综合性实验和设计性实验的比例，以提高学生分析问题和解决问题的能力；以器官和疾病为中心，强化基础和临床的结合、传统中医和现代医学的融合，以培养学生的创新思维和动手能力。

本系列教材是高等中医药院校首次编写的创新基础医学实验教材，编写人员都是长期从事解剖学、组织学、生物学、生理学、生物化学、中医实验学教学的一线教师，他们为编写这套实验教材花费了大量心血。正由于是第一次编写创新实验教材且时间匆忙，因此难免存在一些问题和不足，望读者提出宝贵意见，以便修改。

孙红梅　贺娟

编写说明

　　《实验室基本技术和中医学综合实验指导》分为上篇"实验室基本技术"与下篇"中医学综合实验指导"两部分。上篇包括实验室安全知识、常用实验设备使用、常规操作技术、中药汤剂的制备及计量计算和医学基础实验。将实验室基本实验技术分门别类进行介绍，使学生通过对本教材的学习了解基础医学实验室的概况及安全规程，掌握基础医学实验中一些基本操作技能及注意事项，学生在进行基础医学实验及课程学习之前首先完成基本技能的训练，为后续的学习打下良好坚实的基础。下篇体现了中医药特色，在验证性实验部分每个实验都结合方剂的解读，帮助学生领会传统中医的精华理论，同时利用现代科学手段进行验证，如实验一，通过金匮肾气丸对肾阳虚证模型小鼠的作用观察，加深学生对肾及补肾方剂金匮肾气丸临床疗效的认识；综合性实验则将生理、病理、生化等学科知识与中医药理论交叉交融，培养学生中医科研的思维和方法，逐步用系统性、综合性方法分析疾病的病因病机并加深对中医辨证论治思想的认识；设计性实验注重将中医药实验教学与科研及临床应用密切结合，实现基础与前沿、经典与现代的有机融合，使学生综合应用知识能力、探索未知科学的思维能力得到提高锻炼。

　　本分册本着由基础到综合，逐级递升的思路设计并安排学生实验，力求为学生提供一本基本技能训练－感性验证－理性认识－自我设计逐级推进的实验教材。

　　本教材的全体编者衷心感谢总主编的创新性思维及辛勤劳动！感谢编写过程中所参考的各种参考书目的作者，他们的成果给了本教材很多启示。同时也感谢北京中医药大学辛勤工作在教学一线的实验教师给予的无私帮助及各位编者的大力支持与真诚合作！

　　希望本教材的出版能够促进中医药院校实验教学的改革，促进中医药事业的发展，为培养新型的中医药人才做出贡献。

　　限于编者的水平，谨请使用本教材的教师与学生对教材在内容和文字上的缺陷与错误提出意见与建议，以便再版时修订提高。

《实验室基本技术和中医学综合实验指导》编委会

2015 年 5 月

目　录

上篇　实验室基本技术

下篇　中医学综合实验指导

上篇 实验室基本技术

第一章 实验室安全

第一节 生物医学实验室安全法律法规及安全防护措施

一、国家颁布的生物医学实验室安全法律法规

生物医学实验室是进行与医学相关的实验教学与研究的场所，开展实验动物、人体及其他生物材料的基础医学以及临床相关学科的实验，涉及领域广泛，如操作不当，不仅对实验操作人员的人身安全造成伤害，甚至出现生命危险，而且对实验仪器设备也能造成很大损坏，甚至对环境造成破坏，因此国家颁布了相应的生物医学实验室安全法律法规，以规范生物医学实验。

目前主要有：①《实验室生物安全通用要求》（中华人民共和国国家标准 GB19489 – 2008）。②《医学实验室安全要求》（中华人民共和国国家标准 GB19781 – 2005/ISO15190：2003）。③《生物安全实验室建设技术规范》（中华人民共和国国家标准 GB50346 – 2004）。④《病原微生物实验室生物安全管理条例》（中华人民共和国国务院令第 424 号）。⑤《病原微生物实验室生物安全环境管理办法》（国家环境保护总局［2006］32 号）。⑥《医疗机构临床实验室管理办法》（中华人民共和国卫生部［2006］73 号）。

二、高校实验室安全制度

生物医学实验室按照功能分为不同的实验室，如生物化学及分子生物学实验室、微生物学实验室、细胞学实验室、病理学实验室等，各高校根据国家和有关部门的要求除制定《实验室准入制度》《实验室安全管理制度》《实验室安全应急预案》《易

燃易爆及有毒试剂管理条例》等一系列安全制度外，还应该根据不同实验室的特点制定各自实验室的实验操作规范，并进行严格培训，确保实验室人员、财产以及周围环境的安全。

三、实验室安全防护设施

为了保证实验人员的安全，在生物医学实验室中，要有相应的防护设施，通常包括实验室防止发生火灾的设施以及实验人员常用的防护用品等。

1. 防火设施

（1）灭火器：分为泡沫灭火器、干粉灭火器、1211灭火器等，其中干粉灭火器适用范围最广，无论固体、气体、液体试剂或带电物品着火时都可使用。注意，电器着火时应先切断电源，再用干粉灭火器灭火，切不可用水或泡沫灭火器灭火，否则易导电进而爆炸。灭火器的设置应符合以下规定：应设置稳固，并摆放在明显和便于取用的地点，且不得影响安全疏散；不应设置在潮湿或强腐蚀性的地点；不得设置在超出其使用温度范围的地点，避免阳光直射；按规定期限更换灭火器。

（2）沙土：乙醇、乙醚、甲苯等可燃液体或金属钠等可燃固体在火势较小时可用砂土灭火，火势大时用干粉灭火器灭火。

（3）灭火毯：衣物、电脑显示屏着火时可用。

2. 防护用品

（1）防护用品：护目镜、口罩、面罩、防毒面具、帽子、防腐蚀工作衣、防护手套、防噪音耳塞等。

（2）急救用品：急救箱，其内应有割伤、烫伤、酸（碱）溅伤，以及误服有机试剂、酸、碱等急救药品。

（3）逃生用品：绳、厚手套、毛巾、水瓶、手电筒、防毒面具等基本逃生工具。

四、安全培训

对于进入实验室进行实验操作的人员均应严格实验室安全培训，培训内容主要分为三个方面：实验室安全培训、生物安全培训、基本操作技能培训。

1. 实验室安全培训　指操作人员的个人安全，包括水、电使用安全，化学试剂使用及废液、废物的处理等安全培训。

2. 生物安全培训　指医学实验中用以防止发生病原体或毒素无意中暴露及意外释放的防护原则、技术以及实践培训，以防对人体本身及周围环境造成污染，包括对生物材料的安全处理。

3. 基本操作技能培训　指对操作人员进行实验技术、常用实验仪器操作的培训。

第二节 实验室常用试剂使用安全

一、常用化学试剂使用安全

（一）危险化学试剂的类型

根据化学试剂的物理化学特性、危险性和便于管理等原则将其分为以下六类：

1. 易爆和不稳定物质 如浓过氧化氢、有机过氧化物等。

2. 氧化性物质 如过氧化氢等。

3. 可燃性物质 除易燃的气体、液体、固体外，还包括在潮气中会产生可燃物的物质，如碱金属的氢化物、碳化钙，以及接触空气自燃的物质，如白磷等。

4. 有毒物质 如甲醛等。

5. 腐蚀性物质 如硫酸、氢氧化钠等。

6. 放射性物质 如^{14}C等。

（二）易燃易爆试剂使用注意事项

1. 使用时 ①使用易燃易爆试剂进行实验时，实验人员不得离开实验室。如果必须离开，一定要暂停实验。②使用易燃气体或液体实验时，应注意密闭性，其蒸汽不得大量挥发到空气中。因它们的蒸汽浓度达到空气爆炸极限时，遇明火或静电会发生爆炸。如：乙醚、甲醛、甲醇、乙醇、异丙醇、丙酮、苯、甲苯、二甲苯、甲烷、一氧化碳、汽油、柴油等。③万一发生气体泄漏，应立即停止实验、熄灭周围火源、开窗通风并报告相关负责人员。严禁触动电器开关，如开关电灯、换气扇等，禁止在气体泄漏的房间内接打电话。

2. 使用后 废液处理时，禁止将酸性液体和碱性液体、氧化性液体和还原性液体倒在一起，否则易发生爆炸。

3. 存放 ①易燃易爆试剂要存放在通风良好、无阳光直射、无明火的地方，不能存放在普通冰箱里，禁止穿皮鞋进入存放有易燃易爆试剂的房间。②存放易燃、易爆试剂的房间，应安装防爆灯具和开关，使用专门防爆设计的电器设备。③不得用烧杯等敞口器皿盛放易挥发、易燃的溶剂，溶剂如长期不用，应放到专用储藏室。

（三）常用化学试剂的性质及使用安全

1. 甲醇

（1）毒性：对中枢神经系统有麻醉作用，可引起视神经和视网膜病变。短时大量吸入出现轻度眼、上呼吸道刺激症状（口服有胃肠道刺激症状），经一段潜伏期后出现头痛、头晕、乏力、眩晕，甚至昏迷，重者失明。

（2）火灾及爆炸：易燃，其蒸汽与空气可形成爆炸性混合物，遇明火、高热能引起燃烧爆炸，与氧化剂接触发生化学反应或引起燃烧。其蒸汽比空气重，能在较低处扩散到相当远的地方，遇火源会着火回燃。

（3）人身防护：密闭操作，加强通风。远离火种、热源，工作场所严禁吸烟。使用防爆型的通风系统和设备。

（4）应急处理：污染衣物或接触皮肤，用肥皂水和清水彻底冲洗皮肤。眼睛接触，提起眼睑，用流动清水或生理盐水冲洗。吸入蒸汽，迅速脱离现场至空气新鲜处，保持呼吸道通畅。防止甲醇液体流入下水道、排洪沟等限制性空间。小量泄漏，用砂土或其他不燃材料吸附或吸收，也可以用大量水冲洗，稀释后放入废水系统。

（5）贮存：储存于阴凉、干燥、通风处，与氧化剂隔绝，远离火源，炎热气候采取通风降温措施，室温保持低于30℃。

2. 苯酚

（1）毒性：低浓度酚能使蛋白变性，高浓度能使蛋白沉淀。对皮肤、黏膜有强烈的腐蚀作用，也可抑制中枢神经系统或损害肝、肾功能。

（2）火灾及爆炸：苯酚为易燃易爆物，空气中混有3%～10%的苯酚可引起爆炸。遇明火、高温、强氧化剂有引起燃烧危险。

（3）人身防护：可能接触其粉尘时，佩戴自吸过滤式防尘口罩。

（4）应急处理：皮肤污染后立即脱去污染的衣着，用大量流动清水冲洗至少20分钟。面积小也可先用50%酒精擦拭创面后立即用大量流动清水冲洗，再用饱和硫酸钠溶液湿敷。若眼睛接触用生理盐水或清水至少冲洗10分钟，对症处理。吸入立即脱离现场至新鲜空气处，保持呼吸道顺畅。

（5）贮存：储存于阴凉、通风的库房。远离火种、热源。避免光照。库温不超过30℃，相对湿度不超过70%。

3. 无水乙醇

（1）毒性：属微毒类。本品为麻醉剂，开始时导致神经系统兴奋，继而使之麻醉。

（2）火灾及爆炸：易燃，蒸汽能与空气形成爆炸性混合物。着火时，用二氧化碳、雾状水、干粉灭火。

（3）人身防护：蒸汽或烟雾浓度不明或存在可检测出浓度时，应佩戴有褐色色标的滤毒盒（罐）的防毒面具。工作场所应备有可用的安全眼睛冲洗器具。

（4）应急处理：吸入蒸汽的患者脱离污染区，安置休息并保暖。眼睛接触须用水冲洗15分钟以上，严重患者就医诊治。

（5）贮存：储存于阴凉、干燥、通风处，与氧化剂隔绝，远离火源，炎热气候采取通风降温措施，保持库温低于30℃。

4. 浓盐酸

（1）毒性：对皮肤和黏膜有较强刺激腐蚀作用。蒸汽和烟雾能刺激鼻、喉和上呼吸道，导致咳嗽、鼻和牙龈出血，严重暴露能腐蚀鼻、喉和造成肺水肿。眼睛接触，导致刺激、严重灼伤和失明。浓溶液（大于38%）导致皮肤严重灼伤。

（2）火灾及爆炸：不燃烧。用喷水来冷却容器有助于防止爆裂和减少蒸汽。

（3）人身防护：如蒸汽或烟雾浓度不明或暴露限值，应戴有黄色色标滤毒罐（盒）的防毒面具。工作时须穿戴手套、工作服。

（4）应急处理：吸入时，将患者移至新鲜空气处。眼睛或皮肤接触，用生理盐水或微温的缓流流水冲洗患眼20分钟。

（5）贮存：放置于通风的阴凉地方。配制溶液时应缓慢地将酸倒入水中以防溅出和起泡。

5. 乙酸

（1）毒性：蒸汽对鼻、喉、眼和呼吸道有刺激性。皮肤接触，轻者出现红斑，重者引起化学灼伤。长期反复接触，可致皮肤干燥、脱脂和皮炎。

（2）火灾及爆炸：易燃，其蒸汽与空气可形成爆炸性混合物，遇明火、高热能引起燃烧爆炸。与铬酸、过氧化钠、硝酸或其他氧化剂接触，有爆炸危险。具有腐蚀性。

（3）人身防护：空气中浓度超标时，应该佩戴自吸过滤式防毒面具（半面罩）。工作时，应戴橡胶耐酸碱手套，穿工作服。

（4）应急处理：吸入时，将患者移至新鲜空气处。眼睛或皮肤接触，用生理盐水或微温的缓流流水冲洗患眼20分钟。

（5）贮存：储存于阴凉、通风的库房。远离火种、热源。冬季应保持库温高于16℃，以防凝固。保持容器密封。应与氧化剂、碱类分开存放，切忌混储。

6. 丙酮

（1）毒性：急性中毒主要表现为对中枢神经系统的麻醉作用，出现乏力、恶心、头痛，甚至昏迷。对眼、鼻、喉有刺激性。皮肤长期反复接触可致皮炎。

（2）火灾及爆炸：本品极度易燃，其蒸汽与空气可形成爆炸性混合物，遇明火、高热极易燃烧爆炸。与氧化剂能发生强烈反应。其蒸汽比空气重，能在较低处扩散到相当远的地方，遇火源会着火回燃。

（3）人身防护：呼吸系统防护，空气中浓度超标时，佩戴过滤式防毒面具（半面罩）。眼睛防护，一般不需要特殊防护，高浓度接触时可戴安全防护眼镜。身体防护，穿防静电工作服。手防护，戴橡胶耐油手套。

（4）应急处理：皮肤接触，用肥皂水和清水彻底冲洗皮肤。眼睛接触，提起眼睑，用流动清水或生理盐水冲洗。吸入，迅速脱离现场至空气新鲜处，保持呼吸道通畅。

（5）贮存：储存于阴凉、通风的库房。远离火种、热源。库温不宜超过26℃。保持容器密封。应与氧化剂、还原剂、碱类分开存放，切忌混储。

7. 氢氧化钠

（1）毒性：属于强碱，具有腐蚀和刺激作用。吸入会对鼻、喉和肺产生刺激。眼睛接触，会造成严重灼伤，严重暴露会造成疼痛和永久失明。皮肤接触会造成严重灼伤和深度溃疡，灼伤可能不会立即产生痛感，而是在数分钟或数小时后产生。

（2）火灾及爆炸：不可燃。

（3）人身防护：使用无渗透性的手套、工作服，合适材料是氯丁橡胶。在直接工作的场所应备有安全淋浴和眼睛冲洗器具。眼睛戴面罩或化学防溅眼镜。

（4）应急处理：眼睛、皮肤接触，用微温的缓流流水冲洗患处至少30分钟，在流水下脱去受污染的衣服。

（5）贮存：放置于干净、阴凉的地方，储存地方应有单独的通风设备。配制溶液时，应将固体缓慢地加入水中，以防水溅和气泡。

8. 浓硫酸

（1）毒性：对皮肤、黏膜等组织有强烈的刺激和腐蚀作用。高浓度引起喉痉挛或声门水肿而窒息死亡。皮肤灼伤轻者出现红斑、重者形成溃疡。溅入眼内可造成灼伤，甚至角膜穿孔、全眼炎，以至失明。

（2）火灾及爆炸：不可燃。遇水大量放热，可发生沸溅。与易燃物（如苯）和可燃物（如糖、纤维素等）接触会发生剧烈反应，甚至引起燃烧。遇电石、高氯酸盐、硝酸盐、苦味酸盐、金属粉末等猛烈反应，发生爆炸或燃烧。

（3）人身防护：可能接触其烟雾时，佩戴自吸过滤式防毒面具（全面罩）或空气呼吸器。戴橡胶耐酸碱手套。

（4）应急处理：皮肤、眼睛接触，用大量流动清水冲洗至少15分钟，就医。吸入，迅速脱离现场至空气新鲜处。保持呼吸道通畅。

（5）贮存：储存于阴凉、通风的库房。库温不超过35℃，相对湿度不超过85%。保持容器密封。应与易（可）燃物、还原剂、碱类、碱金属分开存放。

9. 浓硝酸

（1）毒性：其蒸汽有刺激作用，引起眼和上呼吸道刺激症状，如流泪、咽喉刺激感、呛咳等。皮肤接触引起灼伤。

（2）火灾及爆炸：强氧化剂。能与多种物质，如金属粉末、电石、硫化氢、松节油等猛烈反应，甚至发生爆炸。与还原剂、可燃物，如糖、纤维素、木屑、棉花等接触，引起燃烧并散发出剧毒的棕色烟雾。

（3）人身防护：可能接触其烟雾时，佩戴自吸过滤式防毒面具（全面罩）。操作时戴橡胶耐酸碱手套。

（4）应急处理：皮肤、眼睛接触，用大量流动清水冲洗至少15分钟，就医。吸入，迅速脱离现场至空气新鲜处。保持呼吸道通畅。

（5）贮存：储存于阴凉、通风的库房。远离火种、热源。库温不宜超过30℃。保持容器密封。应与还原剂、碱类、醇类、碱金属等分开存放，切忌混储。

10. 二甲苯

（1）毒性：有刺激性，高浓度有麻醉作用，有一定致癌性。

（2）火灾及爆炸：可燃，蒸汽能与空气形成爆炸性混合物。

（3）人身防护：空气中浓度较高时，佩戴过滤式防毒面具（半面罩），戴化学安全防护眼镜。操作时，戴橡胶手套。吸入、皮肤吸收可造成伤害，须在通风橱内操作。始终远离热源、火花和明火。

（4）应急处理：皮肤、眼睛接触用流动清水或生理盐水冲洗。吸入，速脱离现场至空气新鲜处，保持呼吸道通畅。食入，饮足量水，催吐。就医。

（5）贮存：贮于低温通风处，远离火种、热源。避免与氧化剂等共储。禁止使用易产生火花的工具。

11. 甲醛

（1）**毒性**：有强烈刺激性和窒息性的气味，主要危害表现为对皮肤黏膜的刺激作用。在室内达到一定浓度时，可引起眼红、眼痒、咽喉不适或疼痛、声音嘶哑、胸闷、皮炎等。甲醛浓度过高会引起急性中毒，表现为咽喉烧灼痛、呼吸困难、肺水肿、过敏性紫癜、过敏性皮炎、肝转氨酶升高、黄疸等。甲醛达到 $30mg/m^3$ 时，会立即致人死亡。2010 年发现，甲醛能引起哺乳动物细胞核的基因突变、染色体断裂。

（2）**火灾及爆炸**：可燃。

（3）**人身防护**：可能接触其蒸汽时，应该佩戴防毒面具。眼睛须戴化学安全防护眼镜。始终在化学通风橱内进行操作。穿实验服并戴防化学品手套。

（4）**应急处理**：皮肤接触，脱去污染的衣着，用肥皂水及清水彻底冲洗或用2%碳酸氢钠溶液冲洗。眼睛接触，立即提起眼睑，用流动清水或生理盐水冲洗至少15分钟。吸入，迅速脱离现场至空气新鲜处。保持呼吸道通畅。

（5）**贮存**：甲醛易聚合，开瓶后应立即加少量甲醇。水溶液密封避光，在16℃以上的温处保存，低温处不宜久贮。与氧化剂、酸碱类等分储。

12. 氯仿（四氯化碳）

（1）**毒性**：有特殊气味，味甜，易挥发。纯品对光敏感，遇光照会与空气中的氧作用，逐渐分解而生成剧毒的光气（碳酰氯）和氯化氢。具有麻醉作用，对心、肝、肾有损害。吸入或经皮肤吸收引起急性中毒，初期有头痛、恶心、兴奋、皮肤湿热和黏膜刺激症状，以后呈现精神紊乱、呼吸表浅、昏迷等，重者发生呼吸麻痹、心室纤维性颤动。

（2）**火灾及爆炸**：不易燃烧。

（3）**人身防护**：密闭操作，局部排风。建议操作人员佩戴直接式防毒面具（半面罩），戴化学安全防护眼镜，穿防渗透工作服，戴防化学品手套。防止蒸汽泄漏到工作场所空气中。

（4）**应急处理**：皮肤接触，立即脱去污染的衣着，用大量流动清水冲洗至少15分钟。眼睛接触，立即提起眼睑，用大量流动清水或生理盐水彻底冲洗至少15分钟。吸入，迅速脱离现场至空气新鲜处。保持呼吸道通畅。

（5）**贮存**：储存于阴凉、通风的库房。库温不超过30℃，相对湿度不超过80%。保持容器密封。应与碱类、铝、分开存放，切忌混储。

二、常用生物学试剂的性质及使用安全

1. 二甲基亚砜（DMSO） DMSO 是一种即溶于水又溶于有机溶剂的极为重要的非质子极性溶剂。对皮肤有极强的渗透性，有助于药物向人体渗透。DMSO 也是一种渗透性保护剂，能够降低细胞冰点，减少冰晶的形成，减轻自由基对细胞损害，改变生物膜对电解质、药物、毒物和代谢产物的通透性。在细胞、组织和器官的保存中用作低温冷冻防护剂，可以保护细胞免受冰晶引起的机械性损伤。

（1）**毒性**：DMSO 存在严重的毒性作用，与蛋白质疏水基团发生作用，导致蛋白质

变性，具有血管毒性和肝肾毒性。吸入高挥发浓度可能导致头痛，晕眩和镇静。对眼睛、皮肤、黏膜和上呼吸道有刺激作用，可引起肺和皮肤的过敏反应。

（2）火灾及爆炸：可燃。在某些条件下，DMSO与酰氯接触时，会发生爆炸性反应。

（3）人身防护：建议操作人员佩戴自吸过滤式防毒面具（半面罩），戴化学安全防护眼镜，穿防毒物渗透工作服，戴橡胶耐油手套。使用DMSO时要避免其挥发，准备1%～5%的氨水备用，皮肤沾上之后要用大量的水洗，并用稀氨水洗涤。最为常见的中毒症状为恶心、呕吐、皮疹，以及在皮肤和呼出的气体中发出大蒜、洋葱、牡蛎味。

（4）应急处理：皮肤、眼睛接触，用大量流动清水冲洗。若吸入，脱离现场至空气新鲜处。

（5）贮存：储存于阴凉、通风的库房。远离火种、热源。应与氧化剂、还原剂、卤化物、酸类分开存放。如果是用作冷冻保护剂，必须避光，在光的条件下，该物发生聚合，则失去保护作用。

2. 溴化乙锭（EB）　　EB是一种高度灵敏的荧光染色剂，用于观察琼脂糖和聚丙烯酰胺凝胶中的DNA。当染料分子插入后，其平面基团与螺旋的轴线垂直并通过范德华力与上下碱基相互作用。DNA吸收254nm处的紫外线并传递给染料，而被结合的染料本身吸收302nm和366nm的光辐射。这两种情况下，被吸收的能量在可见光谱红橙区的590nm处重新发射出来。由于溴化乙锭-DNA复合物的荧光产率比没有结合DNA的染料高出20～30倍，所以当凝胶中含有游离的溴化乙锭（0.5μg/mL）时，可以检测到少至10ng的DNA条带。

（1）毒性：溴化乙锭是强诱变剂，具有高致癌性！EB嵌入碱基分子中，导致错配。

（2）火灾及爆炸：不可燃。

（3）防护：操作时需要在实验室划定的操作区内进行，必须戴手套、穿工作服。EB会在60℃～70℃时蒸发，因此加入凝胶时要待凝胶冷却到60℃以下。

实验结束后，应对含EB的溶液进行净化处理再行弃置，以避免污染环境和危害人体健康。

对于EB含量大于0.5mg/mL的溶液，可做如下处理：①将EB溶液用水稀释至浓度低于0.5mg/mL。②加入一倍体积的0.5mol/L $KMnO_4$，混匀，再加入等量的25mol/L HCl，混匀，置室温数小时。③加入一倍体积的2.5mol/L NaOH，混匀并废弃。

EB含量小于0.5mg/mL的溶液可如下处理：①按1mg/mL的量加入活性炭，不时轻摇混匀，室温放置1小时。②用滤纸过滤并将活性炭与滤纸密封后丢弃。

接触过EB的吸头须回收至棕色的玻璃瓶中，定期回收处理。电泳凝胶中EB小于0.1%可以直接扔掉。而如果发红，即大于等于0.1%时，应该放在生物危害柜中焚烧掉。

（4）应急处理：眼睛、皮肤接触应立即用大量清水冲洗，必要时就医。

（5）贮存：EB粉末贮存于棕色瓶中，室温保存。

3. 二乙基焦碳酸酯（DEPC） DEPC 可灭活各种蛋白质，是 RNA 酶的强抑制剂。在 RNA 的提取操作前要用 0.1% DEPC 水过夜处理实验中所用的水和各种溶液，然后高温高压 20 分钟，DEPC 即降解成二氧化碳和水。DEPC 能与胺和巯基反应，因而含 Tris 和 DTT 的试剂不能用 DEPC 处理。

（1）毒性：DEPC 是一种潜在的致癌物质，闻起来香香甜甜，主要是能生乙酯基衍生物和乙酯类衍生物，其中尿烷是一种已知的致癌物质。DEPC 有刺激性，对眼睛、气道黏膜有强刺激，吸入的毒性最强。

（2）火灾及爆炸：不可燃。

（3）防护：操作时应尽量在通风的条件下进行，并避免接触皮肤，戴合适的手套，穿工作服，戴口罩。

（4）应急处理：不慎与皮肤、眼睛接触，立即用大量清水冲洗。

（5）贮存：2℃~8℃冰箱保存。

4. 十二烷基硫酸钠（SDS） SDS 是一种阴离子去污剂，作为变性剂能断裂分子内和分子间的氢键，使分子去折叠，破坏蛋白质分子的二级结构和三级结构。在 SDS - PAGE 凝胶电泳样品处理时，加入 SDS，100℃加热 5 分钟，使蛋白质分子解聚为多肽链。工业中为洗洁精的主要成分，作为发泡剂被广泛应用于牙膏、肥皂、浴液、洗发香波、洗衣粉，以及化妆品中。

（1）毒性：有毒，对黏膜、上呼吸道、眼和皮肤有刺激作用，可引起呼吸系统过敏性反应。

（2）火灾及爆炸：可燃，燃烧后可产生一氧化碳、二氧化碳、硫化物、氧化钠。受高热分解放出有毒的气体。

（3）人身防护：实验操作时须戴合适的手套、安全护目镜及口罩，不要吸入其粉末。

（4）应急处理：眼睛、皮肤接触，脱去污染的衣着，用大量流动清水冲洗。吸入，脱离现场至空气新鲜处。避免扬尘。

（5）贮存：储存于阴凉、通风的库房。远离火种、热源。应与氧化剂分开存放，切忌混储。

5. 聚乙二醇辛基苯基醚（Triton X - 100） Triton X - 100 是一种非离子型表面活性剂。免疫细胞化学中，1% 的 Triton X - 100 常用于漂洗组织标本，0.3% 的 Triton X - 100 则常用于稀释血清。常作为添加剂使蛋白保持稳定，尤其是膜蛋白。

（1）毒性：能引起严重的眼睛刺激和灼伤。可因吸入、咽下或皮肤吸收而受害。

（2）火灾及爆炸：不可燃。

（3）人身防护：操作时戴合适的手套和护目镜。

（4）应急处理：接触眼睛、皮肤，立即用流动清水冲洗。

（5）贮存：非常稳定，密封避光，在 2℃~8℃下可以长期保存。

6. 多聚甲醛

（1）毒性：对呼吸道有强烈刺激性及致敏作用，可引起鼻咽炎、肺炎和肺水肿。

眼部直接接触可致灼伤。对皮肤有刺激性，引起皮肤红肿。长期反复接触引起干燥、皲裂、脱屑。

（2）火灾及爆炸：遇明火、高热或与氧化剂接触，有引起燃烧的危险。受热分解放出易燃气体能与空气形成爆炸性混合物，粉末与空气可形成爆炸性混合物，当达到一定浓度时，遇火星会发生爆炸。

（3）人身防护：佩戴防尘口罩，必要时佩戴防毒面具，戴安全防护眼镜，穿着相应的防护服，戴防护手套。

（4）应急处理：用肥皂水及清水彻底冲洗被污染皮肤。如眼部接触，应立即提起眼睑，用流动清水或生理盐水冲洗至少15分钟。如不慎吸入，应迅速脱离现场至空气新鲜处，保持呼吸道畅通。如果大量泄漏，用水打湿然后收容回收。

（5）贮存：存储在阴凉、干燥、通风良好且阳光无法直射的地方。避免加热、接触火焰和火花等。与氧化剂分开存放，且要屏蔽接地。仓储温度≤30℃，保持容器密封。

7. 二硫苏糖醇（DTT）　DTT是一种小分子有机还原剂，常被用于蛋白质保存以及蛋白二硫键的还原，也可作为巯基化DNA的还原剂和去保护剂。DTT或含有DTT的溶液不能进行高压处理。

（1）毒性：散发难闻的气味。可因吸入、咽下或皮肤吸收而危害健康。

（2）火灾及爆炸：不可燃。

（3）人身防护：当使用固体或高浓度储存液时，戴手套和护目镜，在通风橱中操作。避免和眼睛及皮肤接触。

（4）应急处理：接触眼睛、皮肤，立即用流动清水冲洗。

（5）贮存：容易被空气氧化，因此DTT的稳定性较差。-20℃冷冻保存。

8. 吉姆萨染液（Giemsa）　Giemsa染液为天青色素、伊红、次甲蓝的混合物。可用于血液涂片检查。对细胞核染色体染色，在A-T丰富的区段结合率高，通过显微镜可以观察到该区段呈暗带。

（1）毒性：染料咽下可致命或引起眼睛失明，通过吸入和皮肤吸收是有毒的。其可能的危险是不可逆的效应。

（2）火灾及爆炸：不可燃。

（3）人身防护：在化学通风橱里操作，操作时戴合适的手套和安全护目镜。不要吸入其粉末。若吸入，转移至空气新鲜处。

（4）应急处理：皮肤接触，立即用大量流动的水冲洗。

（5）贮存：室温保存。

9. 苯甲基磺酰氟（PMSF）　PMSF是一种高强度毒性的胆碱酯酶抑制剂，常用于蛋白质的提取。在水溶液中不稳定，应在使用前现从贮存液中加入裂解缓冲液中。

（1）毒性：剧毒，严重损害呼吸道黏膜、眼睛及皮肤，吸入、吞进或通过皮肤吸收后有致命危险。

（2）火灾及爆炸：不可燃。

（3）人身防护：为了安全和健康，戴合适的手套和安全眼镜，始终在化学通风橱里使用。凡被 PMSF 污染的衣物应予丢弃。

（4）应急处理：一旦眼睛或皮肤接触，应立即用大量水冲洗。

（5）贮存：2℃~8℃可以存放数月之久。长期保存，可冻存于 -20℃。

10. 丙烯酰胺 丙烯酰胺与甲叉双丙烯酰胺常用来制备分离蛋白质及 DNA 的凝胶。工业上主要用于水的净化处理、纸浆的加工等。淀粉类食品在高温（大于120℃）烹调下容易产生丙烯酰胺。

（1）毒性：有毒，可通过皮肤及呼吸道进入人体，主要是引起神经毒性，同时还有生殖、发育毒性。表现为周围神经退行性变化和脑中涉及学习、记忆和其他认知功能部位的退行性变化，还可能致癌。毒性累积，不容易排出。

（2）火灾及爆炸：易燃，受高热分解放出腐蚀性气体。

（3）人身防护：使用中必须穿戴好防护用具，如防毒服、口罩及手套等。

（4）应急处理：皮肤接触，脱去污染的衣着，用肥皂水及清水彻底冲洗。眼睛接触，立即提起眼睑，用流动清水冲洗。吸入，脱离现场至空气新鲜处。

（5）贮存：密封，避光，防湿防潮，勿与氧化剂、还原剂一起存放。

11. N，N-亚甲基双丙烯酰胺（甲叉双丙烯酰胺） 可用作制备聚丙烯酰胺凝胶的交联剂，用于生物高分子化合物（蛋白质、多肽、核酸）的分离。

（1）毒性：具有一定的毒性。能轻微刺激眼睛、皮肤和黏膜。影响中枢神经系统，切勿吸入粉末。

（2）火灾及爆炸：不可燃。

（3）人身防护：使用中必须穿戴好防护服，口罩及手套等。

（4）应急处理：皮肤、眼睛接触，立即用大量流动的清水冲洗。吸入，脱离现场至空气新鲜处。

（5）贮存：2℃~8℃，避免与氧化物、光、酸、还原剂、碱、热接触。光照后可能聚合。

第三节 实验室常用设备设施使用安全

一、实验室用电安全

电是引发实验室火灾最主要的因素，包括电线老化、破损、接线错误、超负荷用电、漏电、短路、自行更换大功率的保险丝等，都可导致电器火灾的发生，因此，用电安全是实验室安全的重要内容。应注意以下几个方面：

1. 线路安全 ①供电线路所承载电流应符合电器功率要求。②经常检查电线、插头及插线板的情况，发现有安全隐患马上处理。③禁止自行接线，更不允许更换大功率的保险丝。

2. 使用安全 ①大功率电器一定要使用专用插座，因大功率电器易引起火花损坏仪器。②大功率电器周围不要有易燃物，大功率照明或取暖设备易引燃周围可燃物而发生火灾。③停电时要切断正在运行仪器的电源，以防来电时引发火灾。④实验完毕后要及时关闭电源，尤其是假期或夏季。⑤插线板、充电器上严禁覆盖物品。

3. 火灾处理　①出现灾情马上报告校医院、保卫处，同时拨打 119 电话报警。②对于初起火灾，及时切断电源，在保证安全的前提下灭火。如果火势过大无法扑灭，则设法隔离火源，防止火势蔓延，等待专业消防人员来灭火。③做好人员疏散工作。火灾时，一旦人身体上着火，应尽快地把衣服撕碎扔掉，切记不能奔跑，如旁边有水，立即用水浇洒全身，或用灭火毯等压灭火焰，着火人也可就地倒下打滚，把身上的火焰压灭。④消防车到来后，由专人负责引导消防人员到起火点，并积极协助灭火。

二、常用设备使用安全

冰箱、烘箱、气体钢瓶、双蒸水蒸馏器、高压灭菌器等是医学实验室常用设备，这些设备使用不当会引起爆炸而导致人员伤亡。因此，使用上述设备时要注意以下几点：

（一）冰箱使用注意事项

由于冰箱的继电器启动会产生电火花，因此普通冰箱内不得存放挥发性易燃易爆类试剂，如乙醚、石油醚等。挥发性易燃易爆类试剂如果必须存放冰箱，则必须选用专门的防爆冰箱存放，同时注意试剂瓶要密封，平稳放置。当发现冰箱周围有易爆气体时，应立即切断冰箱电源。

（二）烘箱使用注意事项

1. 使用安全　①普通烘箱不允许烘干挥发性易燃物品，如要烘干挥发性易燃物品，必须使用防爆烘箱。②烘箱内物品摆放不能过满，同时要开启鼓风机。③当烘箱进行高温烘烤时，严禁直接打开玻璃内门，以防玻璃制品遇冷炸裂。④如果用烘箱进行干热灭菌，不得用纸或棉布包裹器皿，防止燃烧。⑤烘箱不能过夜使用。如石蜡包埋实验，离开前要关掉烘箱。

2. 火灾处理　如果烘箱内发生火灾，应先关闭电源，视情况待其自然熄灭（氧气缺乏时，烘箱内的火焰会自然熄灭）。不要贸然打开烘箱门，进入烘箱的新鲜空气有助于物品燃烧。同时依情况启动应急预案。

（三）气体钢瓶使用注意事项

1. 存放检查　①应经常检查钢瓶，特别是氢气钢瓶是否泄漏。②注意检查气体钢瓶的使用年限，过期钢瓶要报废。③钢瓶上原有的各种标记、刻印等一律不得去除。

2. 使用安全　①所有气体钢瓶必须装有调压阀。②氧气钢瓶的调压阀、阀门及气体管路上禁止涂抹油类或脂类。③不得将钢瓶完全用空（尤其是乙炔、氢气、氧气钢瓶），必须留存一定的正压力，并且将阀门关紧，套上安全帽，以防阀门受损。④钢瓶不得放于走廊与门厅，以防紧急疏散时受阻及其他事件的发生。

3. 回收　空的或不再使用的钢瓶应归还气体仓库。

（四）双蒸水蒸馏器使用注意事项

1. 使用前检查　检查蒸馏器的水流进出口处连接是否牢固，有无松脱、漏水现象，上、下水是否通畅。输水管必须用橡胶管，不得使用乳胶管。

2. 使用安全　①制备蒸馏水一定要有人员在场并不时巡视，根据水流变化及出水温度及时调整进水速度。②停水、停电时要立即关闭水源、电源。③如果加热丝烧红，应立即关闭电源，使其自然冷却，禁止加入冷水或将其移放在实验台面上。④进行蒸馏时，体系中须加沸石，同时操作人员不得擅自离开实验操作台。⑤如果出水口胶管没插好，因漏水而淹没地面时，应注意检查是否有电器浸入水中，必要时处理水灾前要先切断电源。

（五）高压灭菌器使用注意事项

（高压灭菌器使用注意事项请参见本指导第二章第六节。）

三、玻璃器皿使用安全

实验操作中经常使用玻璃器皿，尤其是要加热处理或盛放液体时。在使用中应注意以下几点：

1. 使用前　玻璃仪器使用前要仔细检查有无破裂，上沿破损的烧杯、量筒等应及时丢弃。

2. 拆装玻璃器皿　①玻璃管与乳胶管、胶塞等拆（装）时，极易断裂而扎伤。应先用水或润滑油润湿玻璃管，再垫上毛巾，缓慢旋转插入或拔出。②对黏结在一起的玻璃器皿，不要试图徒手拉开，以免受伤。

3. 加热玻璃器皿　①烧杯、三角瓶等须加热时，应垫石棉网，内容物不得超过容积的2/3。②量筒等玻璃量器不能加热。③不要将加热后的玻璃器皿放在冷的实验台面上，以防温度急剧变化而引起器皿破碎。

4. 其他　①在进行减压蒸馏时，应当采用适当的保护措施（如有机玻璃挡板），防止玻璃器皿发生爆炸或破裂而造成人员受伤。②由于碱性溶液对玻璃有腐蚀作用，玻璃试剂瓶不能长时间存放碱液。③填装层析柱时，加水膨胀的材料（如填装大孔树脂层析柱），禁止加满，以免玻璃炸裂。

第二章　实验室常用仪器

第一节　天　平

天平是用来称量物质质量的仪器，在医学教学、科研中被广泛应用。天平有狭义和广义之分。狭义的天平专指双盘等臂机械天平，是利用等臂杠杆平衡原理，将被测物与相应砝码比较衡量，从而确定被测物质质量的一种衡器。广义的天平则包括双盘等臂机械天平、单盘不等臂机械天平和电子天平三类。

一、托盘天平

（一）基本介绍

托盘天平属于双盘等臂机械天平，由托盘、横梁、平衡螺母、刻度尺、指针、刀口、底座、标尺、游码、砝码等组成（图2-1）。由支点在梁的中心支撑天平梁而形成两个臂，每个臂上托着一个托盘。固定在梁上的指针在不摆动且指向正中刻度时或左右摆动幅度较小且相等时，砝码重量与游码位置示数之和就指示出待称重物体的质量。

托盘天平在称量物品质量中的应用较少，一般用来平衡两个物品的重量，例如离心之前的离心管配平。

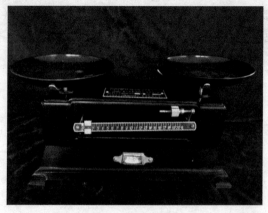

图2-1　托盘天平

（二）操作规程

1. **游码归零** 将天平放在水平面上，用镊子将游码拨到标尺左端的零刻度线处。

2. **调节水平** 调节横梁左右端的平衡螺母，使指针指在分度盘中线处。

3. **称量** 将被测物体放在左盘，估计被测物体的质量后，用镊子向右盘按由大到小的顺序加减砝码，并适当移动游码的位置，直到指针指在分度盘中线处。

4. **读数** 被测物体的质量等于右盘所有砝码的总和加上游码对应的刻度值。

5. **归位** 称量完毕，将砝码放回砝码盒，并将游码归零。

（三）注意事项

1. **使用前** 天平使用前观察游码是否在 0 刻度线，并调节平衡螺母，使天平左右平衡。

2. **使用时** ①右放砝码，左放物体。②砝码不能用手拿，要用镊子夹取。③过冷过热的物体不可放在天平上称量。④加砝码应该从大到小，可以节省时间。⑤称量化学药品时，应在两侧托盘上放置大小相同并等质的称量纸，以防污染托盘。⑥离心管配平时，注意游码应在 0 刻度线。

3. **计量** ①架盘天平的精度为 0.1g。②物体的质量 = 砝码的总质量 + 游码在标尺上所对的刻度值。

二、电子分析天平

（一）基本介绍

电子天平是基于电磁学原理制造的新一代天平，采用了电磁力自动补偿电路原理（图 2-2）。当秤盘加载时，电磁力会将秤盘推回到原来的位置，使电磁力与被称物的重力平衡。

一般的电子天平装有电脑，具有数字显示、自动调零、自动校正、扣除皮重、输出打印等功能，有数字显示、反应灵敏、快速清晰等特点。

（二）操作规程

1. **调节水平** 通过两个水平调节脚，将水平气泡调节至内圈中央。

2. **开机** 打开电源，并预热至说明书中建议的时间。

3. **天平校准** 有自动校准功能的电子天平，需要自动校准。

4. **称量** 放入称量纸或其他空容器，去皮。待天平数值显示稳定后再加入被称量物品，显示净重。

5. **关机** 关机后清洁天平。

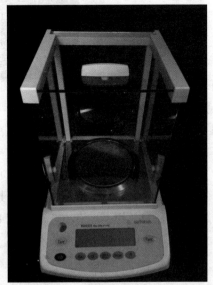

图 2-2 电子分析天平

（三）注意事项

1. 使用前　①电子天平放置在指定位置，不要随意搬动。搬动后的电子天平必须重新校正水平。观察水平指示气泡是否在内圈中央。②事先检查电源电压是否匹配，按仪器要求通电预热至所需时间。

2. 使用时　①称量吸湿性、挥发性或腐蚀性物品时，应盖紧称量瓶称量。②不能将化学药品直接放到秤盘上。根据所称物品量的多少，可放入称量纸或其他空容器。③对于精密天平，为了称量准确，在观察数值时应关闭天平玻璃侧门。④注意天平的量程，不要超量程称量。

3. 使用后　称量后要及时用毛刷清洁电子天平内的遗洒物。

第二节　离心机

一、基本介绍

离心机是利用离心力分离液体与固体或液体与液体的混合物中各组分的仪器（图2-3）。由于不同物质的质量、密度、大小、形状等各不相同，在同一固定大小的离心场中沉降速度也就不同，因此可以得到相互间的分离。

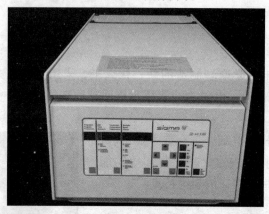

图2-3　离心机

离心机根据转速分为：低速离心机，转速在10000rpm；高速离心机，转速在10000~30000rpm或RCF在15000~70000g；超速离心机，转速在30000rpm或70000g以上。根据有无冷冻分为：冷冻离心机（低温离心机）和常温离心机。

离心的速度有两种表示方法，其一是以每分钟多少转（rpm）表示，另外一种是以相对离心力（RCF）表示，也即地心引力的倍数，称作"多少g"。在一定转头半径的情况下，rpm与RCF可相互换算。

二、操作规程

1. 开机　接通电源，打开离心机盖。

2. **配平** 配平所需离心的样品，对称放入转头。

3. **设置** 设定离心时间及转速。低速离心机的转速应由低向高逐渐增加，直至所需转速。

4. **启动** 启动离心机。

5. **停止** 离心机完全停止后再打开盖子，取出样品。

三、注意事项

1. **使用前** ①离心机应放在坚固的水平台面上，要用水平仪测水平，距墙10cm以上，并保持良好的通风环境。②更换转子后一定要注意拧紧转子。

2. **使用时** ①任何规格的离心机在使用时，样品的放置必须对称，必要时须用天平配平后再对称放入。②离心前要注意离心机内、外盖都要盖好。③设定的离心力不要超过转子的最高转速、超过离心管的承受力。④离心机严禁不加转头空转。⑤按下开始键后不要马上离开，转速达到设定值后，观察未出现异常情况再离开。⑥若有异常应及时停止，检查原因。⑦若离心管破裂，要及时清理漏在孔里的液体。

3. **使用后** ①离心结束时，必须等离心机停止运转后才能打开盖子，严禁在离心机运转时打开盖子或用手触摸离心机的转动部分。②冷冻离心机使用中，内壁会有冰霜产生，因此离心结束后要敞开机盖融化，并用干净棉布擦干，再盖上盖子。

第三节 分光光度计

一、基本介绍

分光光度计是利用分光光度法，通过测定被测物质在特定波长处或一定波长范围内光的吸收度，对该物质进行定性和定量分析（图2-4）。

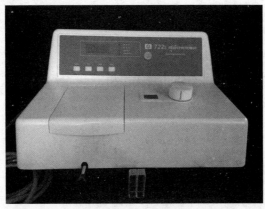

图2-4 分光光度计

比色分析法是通过比较有色溶液颜色的深浅来测知该溶液浓度的方法。有些被检测物质的溶液本身就具有颜色，而有些溶液虽不具有颜色，但可于试样中加入某种适宜的试剂，使其产生有色化合物。其颜色的深浅与试样中该化学成分的含量成正比。借助于分光光度计将未知含量的有色溶液与已知含量的有色标准溶液进行比色，通过计算就可求出未知溶液的含量。其基本原理即根据 Lambert 定律和 Beer 定律，比色分析法的计算公式亦根据此二定律推导而得。

根据分光元件的不同，分为棱镜式和光栅式分光光度计；根据仪器结构分为单光束、准双光束、双光束和双波长分光光度计；根据光源发射的光线波长不同分为可见光、紫外－可见光、红外、荧光、原子吸收光和火焰分光光度计等。

二、操作规程

以实验室常用的 722 型分光光度计为例，介绍基本操作规程。722 型分光光度计所使用的光为可见光，波长为 330～800nm。操作步骤如下：

1. **开机**　接通电源，打开开关，预热 30 分钟。
2. **预备**　准备好滤纸、擦镜纸、废液杯及洗瓶，放一旁备用。
3. **设置**　选择合适的波长。
4. **进样**　将样品依次倒入 4 个比色杯中（第一个为空白对照），放入比色槽内。
5. **调零**　把拉杆放在第一档的位置，将"模式"按钮按至"透射比"档，在比色槽盖打开的时候，按"0%"调 0，盖上比色槽盖后按"100%"调 100。
6. **测量**　将"模式"按钮按至"吸光度"档，拉动拉杆，依次读出 2、3、4 档的吸光度值。比色一次完毕，将"吸光度"调至"透射比"档，打开比色槽盖。如仍有样品，将 2、3、4 比色杯中样品倒掉，用蒸馏水清洗 3 次，每次都将比色杯在滤纸上倒置数秒，再加入新的样品。
7. **清洗**　所有样品测量完毕，将比色杯用蒸馏水冲洗干净，倒置于滤纸上晾干，以备下次使用。
8. **关机**　关闭仪器的开关，拔掉电源。

三、注意事项

1. 测定时，手只能接触比色杯的毛面。
2. 注意比色杯中的溶液适量，防止过多溢出。
3. 比色的空闲时间，将比色槽盖打开，以免使仪器疲劳工作。

第四节　pH 计

一、基本介绍

pH 计是一种常用的仪器设备，主要用来精密测量液体介质的酸碱度值（图 2－5）。根据仪器的体积分为笔式（迷你式）、便携式、台式及在线连接监控测量的在线式；根据测量精度分为 0.2 级、0.1 级、0.01 级和 0.001 级，数字越小精度越高；根据读数指示方式分为指针式和数字式。

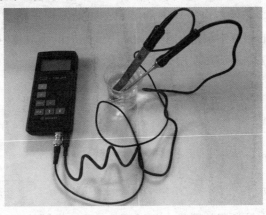

图 2-5 pH 计

二、操作规程

1. 标定 pH6.86 标准值 将复合电极用去离子水冲洗干净，并用滤纸吸干。将 pH6.86 标准溶液 2~5mL 倒入已用水洗净并晾干的塑料烧杯中，洗涤烧杯和复合电极后倒掉，再加入 20mL pH6.86 标准溶液于塑料烧杯中，将复合电极插入溶液中，用仪器定位旋钮，调至读数 6.86，直到稳定。

2. 设置温度补偿 将复合电极用去离子水洗净，用滤纸吸干，用温度计测量 pH4.00 溶液的温度，并将仪器温度补偿旋钮调到所测的温度值下。

3. 标定 pH4.00 标准值及斜率 将 pH4.00 标准溶液 2~5mL 倒入另一个塑料烧杯中，洗涤烧杯和复合电极后倒掉，再加入 20mL pH4.00 标准溶液，将复合电极插入溶液中，读数稳定后，用斜率旋钮调至 pH4.00。应该注意斜率旋钮调完后，决不能再动。

4. 测温 用温度计测定待测液温度，并将仪器温度补偿调至所测温度。

5. 读数 将复合电极插入待测溶液中，读取 pH 值，即为待测液 pH 值。

三、注意事项

1. 使用前 ①一般情况下，pH 计在连续使用时，每天要标定一次，一般在 24 小时内仪器不需再标定。标定的缓冲溶液一般第一次用 pH6.86 的溶液，第二次用接近被测溶液 pH 值的缓冲液，如被测溶液为酸性时，缓冲液应选 pH4.00；如被测溶液为碱性时则选 pH9.18 的缓冲液。②配制 pH6.86 和 pH9.18 的缓冲液所用的水，应预先煮沸 15~30 分钟，除去溶解的二氧化碳。在冷却过程中应避免与空气接触，以防止二氧化碳的污染。

2. 使用时 ①pH 计在进行 pH 值测量时，要保证电极的球泡完全浸入到被测量介质内，这样才能获得更加准确的测量结果。②待测溶液滴加酸或碱后，必须混合均匀再进行测量。③测定时温度不能过高，如超过 40℃ 测定结果不准，须用烧杯取出稍冷。

3. 维护 ①pH 计所使用的电极如为新电极或长期未使用过的电极，则在使用前必须用蒸馏水进行数小时的浸泡，这样 pH 计电极的不对称电位可以被降低到稳定水平，从而降低电极的内阻。②保持电极球泡的湿润，如果发现干枯，在使用前应在 3mol/L 氯化钾溶液或微酸性的溶液中浸泡几小时，以降低电极的不对称电位。③复合电极避免和有机物接触，一旦接触或沾污要用无水乙醇清洗干净。

第五节　吸量管与移液器

一、吸量管

（一）基本介绍

吸量管是实验室中最常用的器具之一（图 2－6）。常用的吸量管有三类，奥氏吸量管，此种吸量管只有一个刻度，当放出所量液体时，管尖余留的液体必须吹入容器内；移液管，也只有一个刻度，放液时量取液体自然流出，管尖要在容器内壁停留 15 秒，管尖的残余液体不要吹出；刻度吸量管，此种吸量管若为"吹出式"，则要吹出管尖液体，在吸量管上端标有"吹"字，否则不必吹出。

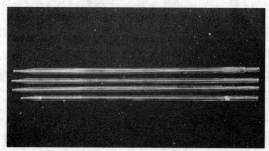

图 2－6　刻度吸量管

（二）操作规程

1. **选择**　使用吸量管时先要看清楚刻度，选择适当容量的吸量管（等于或略大于需要的毫升数）。

2. **拿取**　拿吸量管时，标有刻度的一面要向着自己，以便于读取刻度。用右手中指和拇指拿住吸量管上部，把吸量管的尖端插入要吸取的溶液中。

3. **吸液**　左手持吸耳球把容器内液体吸至刻度上方时，立即用右手食指按住吸量管管口，以稳住吸量管内的液面。

4. **调整**　提起吸量管以管尖端接触容器内壁，慢慢放松食指，使吸量管内液面的弯月面最低点下降至所需的刻度处，立即用食指堵紧。

5. **加液**　提起吸量管离开容器，然后将吸量管移到须加液体的容器中，让其尖端与容器内壁靠紧，松开食指让液体流出。液体流完后再等 15 秒，捻动一下吸量管后移去。如标明吹的吸量管，则吹出尖端的液体，再捻转一下吸量管后移去。

（三）注意事项

1. 吸取液体时，不能用力过猛，以免将液体吸入吸耳球内。

2. 观察液面时，眼睛与刻度线要处于同一水平面上。

3. 不能用嘴吸或吹吸量管。

二、移液器

（一）基本介绍

定量移液器是吸量管的革新产品，由塑料制成，它具有以下特点：使用方便，取、加样迅速，计量准确，不易破损，能吸取多种样品（只换取吸头即可）。定量移液器有两种类型：

1. **固定式** 只能吸取一定容量，不能调节，其规格有 $10\mu L$、$20\mu L$、$25\mu L$、$30\mu L$、$50\mu L$、$100\mu L$、$200\mu L$、$250\mu L$、$300\mu L$、$400\mu L$、$500\mu L$、$1000\mu L$ 等。

2. **可调式** 在一定容量范围内可根据需要调节取量、加量。例如 $10 \sim 200\mu L$ 等（图 2 - 7）。

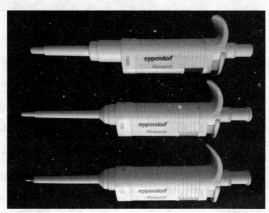

图 2 - 7 可调式移液器

（二）操作规程

1. **调整** 选取合适量程的移液器，将容量刻度调至所需数值。然后把吸嘴套在吸引管上，套上后要轻轻地旋紧一下，以保证接合严密。

2. **吸液** 用大拇指按下按钮到第一停止点，把吸头尖浸入取样液内，徐徐松开大拇指，让按钮慢慢自行复原，即完成取样。

3. **加液** 将移液器的吸嘴尖置于加样容器壁上，用拇指较快地将按钮按到第二停止点，再让吸头沿着容器壁向上滑动。当吸头尖与容器壁或溶液不接触时释放按钮。使其返回到初始位置。

4. **去头** 量取完毕，按动吸头弹出器推掉吸头。

（三）注意事项

1. 移液器使用前，一定要看清量程，禁止将调节轮调出量程。

2. 吸取液体时，应先调节体积，再套装吸头。

3. 切勿猛然抬高按钮，以防液体进入吸引管，污染、腐蚀吸引管。

第六节　高压灭菌器

一、基本介绍

高压灭菌器常用于细菌培养基、各种缓冲液、实验室废弃物、采样器、纱布、玻璃器皿及工作服等的灭菌（图 2 - 8）。分为手提式、立式和卧式三种。一般采用 9.8×10^4 Pa 的压力，121.1℃处理 15 ~ 30 分钟达到杀菌的目的。

二、操作规程

1. 准备　根据不同高压灭菌器的要求，灭菌前加入适量的蒸馏水，再将被灭菌物品放入仪器内，盖好金属盖。

2. 启动　打开电源，关好放气阀与安全阀，设置参数，按下启动按钮。

3. 升压　观察压力表，确定其稳定升压，正常运行。

4. 维持　压力上升至所需压力和温度时，维持15 ~ 30 分钟。

5. 结束　灭菌结束，取出灭菌物品。

三、注意事项

1. 使用前　①有些材质的塑料是不能高压灭菌的，某些试剂灭菌后会出现沉淀、变色等现象，要事先确认，易燃或挥发性的液体绝对不能灭菌。②灭菌

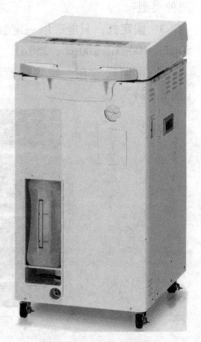

图 2 - 8　高压灭菌器

前一定要观察灭菌器里水位是否在合适的位置，如果水位不够要加蒸馏水。③灭菌锅内摆放物品时，液体在下固体在上，且容器中的液体不应高于容器高度的2/3，否则灭菌时会溢出。灭菌时瓶盖不能旋紧，瓶内外气流相通。

2. 使用时　①注意高压锅盖和锅体对齐后再扣上螺丝，关盖子时不要把灭菌袋等物品夹在盖子中。②在加热升压之前，要一直打开排气阀门，使加热后消毒器内的残留冷空气彻底排出，以免造成灭菌不彻底，之后关闭排气阀门，开始升压。③灭菌器内的冷空气排出前，不要走开别做别的事情。

3. 使用后　①灭菌完毕，一定要等压力降为零、温度降至80℃以下，才能打开放气阀，开盖子。千万不可着急人为排气，会造成灭菌液体沸腾冲出，导致事故发生。②灭菌结束后，打开盖时必须将盖子拧到足够高度，防止磨损上盖密封圈。

第七节　电泳仪

电泳是指带电粒子在电场中泳动的现象，通过电泳能够将混合物中的各分子根据大小、形状和电荷多少不同而分离开。由于其操作简便、快速，实验设备要求不高，已成为生物实验室的一项基本技术。

电泳技术的配套设备包括电泳仪电源、电泳槽及配件等。电泳仪按分析对象不同可分为蛋白质电泳仪、核酸分析电泳仪和细胞分析电泳仪；按功能不同可分为制备型电泳仪、分析型电泳仪、转移型电泳仪和浓缩型电泳仪。

一、电泳仪电源

电泳仪电源是为电泳提供直流电源的装置，通过接通电源，加上电场来驱动带电分子的运动。电泳仪电源能够控制电压和电流的输出大小，有的还可以进行时间设定。根据电泳仪电源的电压范围可以分为：常压电泳（500V 以下）、高压电泳（500～3000V）和超高压电泳（3000～5000V）。

二、电泳槽及配件

电泳槽是凝胶电泳系统的核心部分，是凝胶分离样品的工作部位。主要由电极连接线、缓冲液和凝胶支持装置三部分构成。

凝胶分为聚丙烯酰胺凝胶与琼脂糖凝胶两种。垂直电泳槽常用于聚丙烯酰胺电泳（图2-9）。电泳槽中间是夹在一起的两块垂直放置的平行玻璃板，玻璃板两边由间隔片隔开，在玻璃板中间制备电泳凝胶，凝胶的大小通常是 12cm×14cm，厚度为 0.75～2mm。制备凝胶时在玻璃板中插入一个梳子，凝胶聚合后移去，形成上样凹槽。电泳后的凝胶可干燥保存或用于后续的分析实验。

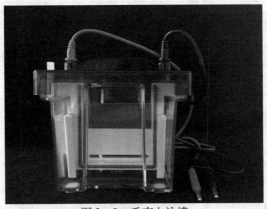

图2-9　垂直电泳槽

水平电泳槽在凝胶制备时凝胶平铺在水平制胶器上，然后将制备好的琼脂糖凝胶直接放在电泳槽的水平板上，倒入缓冲液，使凝胶直接浸入缓冲液中，这样的凝胶具有分离率高、速度快、操作简便的特点（图2-10）。

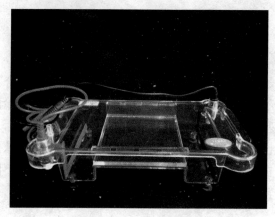

图 2 - 10   水平电泳槽

三、DNA 聚丙烯酰胺凝胶电泳

（一）操作规程

1. 清洗装配　用去污剂、水洗净玻璃板，晾干。然后按照要求装好。洗涤及装配玻璃板时必须戴手套。

2. 制胶　确知玻璃板的大小和间隔片的厚度，可以得知所需丙烯酰胺溶液的体积（100mL 不同浓度凝胶的制备，参见表 2 - 1）。

表 2 - 1　制备聚丙烯酰胺凝胶所用试剂的体积

试剂	制备不同浓度（%）凝胶所用试剂的体积（mL）				
	3.5%	5.0%	8.0%	12.0%	20.0%
30% 丙烯酰胺	11.6	16.6	26.6	40.0	66.6
水	67.7	62.7	52.7	39.3	12.7
5 × TBE	20.0	20.0	20.0	20.0	20.0
10% AP	0.7	0.7	0.7	0.7	0.7
TEMED	35μL	35μL	35μL	35μL	35μL

3. 聚合　立即插入适当的梳子。室温下静置聚合 5 ~ 20 分钟。

4. 上样　向电泳槽中加入电泳缓冲液，小心拔出梳子。用电泳缓冲液冲洗点样孔。然后上样。

5. 电泳　开始时电压为 8V/cm 凝胶，染料泳动至胶底约 1cm 时，停止电泳。

6. 分析　取下凝胶，切除凝胶的一角作为标记。染色、分析。

（二）注意事项

1. 电泳前　①整个操作过程中必须戴手套，未聚合的丙烯酰胺为神经毒性，可通过皮肤吸收，其作用具累积性。聚合的丙烯酰胺无毒，但也应戴手套，因其可能含有未聚合材料。②灌注凝胶时要防止凝胶的泄漏，灌注前可用水测试一下。③一定要检查电极的连接，正负极要对应。④要先倒电泳缓冲液，然后上样，再设定电泳条件接通电源。⑤调电流电压时，不要超出额定范围。

2. 电泳时 ①电泳过程中会产生大量的热，应将电泳槽放入冷藏室或冰上进行电泳。②在电泳过程中，电泳装置如有异常发热，立即关闭电泳仪。

3. 电泳后 取出凝胶时要非常小心，以免凝胶破裂影响分析。

四、DNA 琼脂糖凝胶电泳

（一）操作规程

1. 制胶

（1）根据所需浓度称取一定量的琼脂糖加入干净的三角瓶中，加入 100mL 0.5 × TBE 电泳缓冲液，放入微波炉中溶解。注意不要沸腾。

（2）将制胶模板两端用胶带封好，调节水平，插入梳子。待凝胶在室温冷却到 60℃左右加入 EB（终浓度 0.5μg/mL）混匀，倒入模板中。注意倒胶要连续，千万不能有气泡。

（3）凝胶自然冷却后，取出梳子，去掉胶带，放入已加 0.5 × TBE 的电泳槽中。电泳槽中液面高于胶面 1mm，梳子距槽底约 1mm（图 2 – 11）。

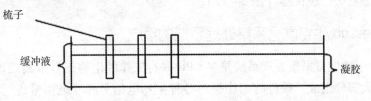

图 2 – 11　电泳槽中凝胶、梳子、电泳缓冲液的位置关系

2. 加样 将 DNA 样品和 1/6 体积的上样缓冲液混合好加入点样孔中。注意不要碰坏点样孔。

3. 电泳 接通电源，按 5V/cm 进行稳压电泳，待指示剂泳动至适当位置时停止电泳。

4. 分析 在凝胶分析仪上观察拍照并进行分析。

（二）注意事项

1. 电泳前 ①EB 是强诱变剂，操作时千万小心。②注意检查电泳的方向（由负极到正极）与电极的方向是否正确。

2. 电泳时 观察指示剂溴酚蓝泳动出点样孔后再离开。

3. 电泳后 要用胶铲小心取出凝胶，全程都要戴手套操作。

第八节　MedLab 生物信号采集处理系统

20 世纪后叶，医用电子技术和计算机技术得到了飞速发展，生理学实验采用多导生理记录仪对生物信号检测和记录后，及时将计算机技术引入医用电子技术中，实现了实验仪器的智能化、数字化，开发出了计算机实验实时记录分析系统，从而使生理学实验在整体上扩大了实验项目范围，同时促进了实验由单纯的定性实验向定量方向发展，提高了实验的精度和数据的准确性。

MedLab 生物信号采集处理系统由计算机、采样及程控接口、程控刺激器、传感器接口、程控生物电放大器、专用软件和打印机等组成，通过记录电极或传感器引导出的生物电信号，经放大后通过模/数（A/D）转换送入计算机处理，而后输出打印结果。该系统是集生物信号的放大、处理、分析、储存、显示和记录于一体的高精度生物信号计算机实时记录分析系统，它可全面取代生物医学实验中的刺激器、放大器、示波器等传统仪器（图 2 - 12）。

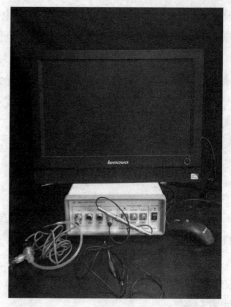

图 2 - 12　MedLab 生物信号采集处理系统

一、MedLab 生物信号采集处理系统的组成

MedLab 生物信号采集处理系统是多 CPU 并行工作的生物信号采集处理系统，由硬件和软件两大部分组成。硬件的工作是对各种生物电信号和非电信号进行调理和放大，进而对信号进行 A/D 转换后输入计算机。软件的工作是对系统各部分进行控制和对已经数字化了的生物信号进行处理、分析、储存、显示及打印输出。

二、MedLab 生物信号采集处理系统的基本操作

MedLab 生物信号采集处理系统对实验过程、实验参数进行了程序化预置，因而使实验过程大为简化。

（一）操作规程

操作流程如图 2 - 13 所示：

1. **启动系统**　以鼠标左键双击视窗桌面上的 MedLab 系统的图标，进入 MedLab 生物信号采集处理系统软件的主控界面。

2. **选择通道**　根据生物信号的快慢和通道选择的原则选择合适的通道，生物电信号（快信号）采用专用电缆接入相应的通道端口，非电生物信号（慢信号）通过相应的传感器接入相应的通道端口。

3. **确定交直流输入**　通过交直流输入切换开关选择交直流输入方式。一般情况下，生物电信号输入选择交流输入形式。当输入张力、压力等非电生物信号时，转换为直流输入形式。

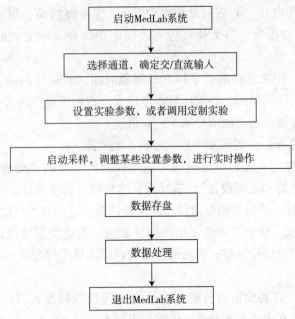

图 2 - 13 MedLab 系统的一般操作流程

4. 定制实验、设置实验参数 对于新开的实验，要根据实验的要求进行实验参数的设置（包括显示方式、采样间隔、通道数目、放大倍数、采样内容、滤波方式和参数、刺激方式和参数等）。实验参数设置完毕，即可作为配置文件保存，以便以后随时调用。

5. 调用配置文件 以前实验中设置好参数并已将其保存为配置文件的，再做实验时可直接调用配置文件，进入采样过程。

6. 启动采样 点击采样"开始"按钮，系统开始采样，并自动将采样数据全部保存于当前目录下的 Tempfile. ADD 文件中；采样过程中，可根据记录到的信号波形、大小，调整某些设置参数；点击采样"停止"按钮，停止采样。

7. 数据存盘 采样结束，应立即将采样数据或选取的数据自定义文件名另存。

8. 数据处理 打开已经存盘的原始数据文件，可进行查找与定位数据、调整图形大小、测量图形数据、选择数据段、编辑与打印数据等处理。

9. 退出系统 点击标题栏的关闭图标，即可退出 MedLab 系统。

（二）参数配置

采用 MedLab 系统进行实验，必须在开始实验前做好信号采样的软件设置工作。

1. 选择标准配置 选择菜单"设置/标准配置"，打开 MedLab 系统内置的标准四通道配置，此时所有实验参数复位，可在此基础上进行各种新的实验参数设置。

2. 设置采样条件 选择菜单"设置/采样条件设置"，打开采样条件设置窗，进行以下设置：

（1）显示方式：①连续记录：通常用来记录频率较低、变化较慢的生物信号（如张力、血压、呼吸等）。②记忆示波：通常用来记录频率较高、变化较快的生物信号（如神经干动作电位、心室肌动作电位等）。③慢波扫描：用来记录采样频率为 20Hz～100kHz 的生物信号，当某种实验无法确定用何种显示方式时，可选用这种显示方式。

（2）采样间隔：用来选择前后采样点的间隔时间。若采样间隔长，则采样慢，快信号不能重现；而采样间隔短，则采样数据量过大，占用硬盘空间大，不容易进行后处理。因此，建议采样频率是所测信号的 5～10 倍。

（3）采样通道选择：预置所测生物信号进入的通道。

3. 设置处理名称　点击相应通道的"显示控制区"中的"处理名称"，在弹出的菜单中打开"名称选择和处理设置"，选择适宜的名称、观察项目。

4. 设置放大倍数　根据所测生物信号的强弱选择合适的放大倍数。

5. 设置数字滤波　根据需要决定是否选择滤波。若选高频滤波，则测试系统允许大于该频率的所测生物信号通过；而选低频滤波，则测试系统允许小于该频率的所测生物信号通过。

6. 传感器定标　在实验前对传感器进行定标（校验标准），以尽可能减少测量误差，保证实验结果的真实性和准确性。传感器定标方法如下：

（1）连接传感器：在放大器输入通道接口上连接传感器。将张力传感器固定在支架上；而压力传感器连接好各种管道后，应将其中充满生理盐水。

（2）采样加压：先行设置（如直流输入、采样条件、处理名称）并调零（使记录曲线与零线重合）后，开始采样。在传感器上施加一固定量值（如压力 15kPa 或张力 5g），保持一段采样，取得一个平稳的定标值后，停止采样。

（3）单位修正 - 定标：在波形曲线上升后的平稳处产生一条与曲线相交的蓝线（定标线）。选中"显示控制区"，处理名称选"单位修正窗"。"单位修正窗"窗口的"原值项"已经有了数值，只需在"新值项"下手工输入在传感器上施加的固定量值数（如前述的 15kPa 或 5g）即可。此时 Y 轴上显示的刻度即自动调整至定标刻度。

定标完成后，定标值将跟随该通道的"处理名称"一起调用，因此定标后的传感器、放大器和通道应固定使用。实验结果存盘或将该定标作为配置文件、定制实验保存起来，MedLab 系统便记忆下该定标值，此后可随时调用。

7. 设置刺激器参数　单击"刺激器控制区"，在弹出列表中选择需要的刺激模式。

（1）单刺激：用于心肌期前收缩和骨骼肌单收缩等实验。

（2）串刺激：用于骨骼肌强直收缩，迷走神经和降压神经的刺激等。要选择并设置串刺激的延时、串长、波宽、幅度和频率等参数。

（3）主周期刺激：主周期是指每一个周期所需要的时间，周期数是重复每一个周期的次数。要设置每一个主周期的延时、脉冲的波宽、幅度、间隔和脉冲数等。

（三）添加实验标记

该功能对采样结束后进一步分析数据、处理实验结果和实验报告撰写都有很大帮助。

1. 系统开始采样运行时　即在采样窗上部的实验标记添加区实时编辑标记内容，

点击标记按钮，将标记内容送到时间轴上。

2. 需要显示实验标记内容时 停止采样后即可将鼠标箭头移至显示的标记上，按住鼠标不放，标记内容（包括时间、编辑内容）就显示出来。

（四）MedLab 数据文件的存盘、编辑、处理和打印输出

1. 实验结果存盘 为保证不丢失文件数据资料，MedLab 系统有如下存储功能：①采样同步保存。启动采样，MedLab 系统自动在当前目录下生成一个名为 Temp-file. ADD 的临时文件，该文件将所有"本次"采集到的数据全部保留，"本次"是指不关闭当前界面，不进行新文件操作。若打开一个已经存盘的文件后启动采样，或暂时停止采样后再次启动采样，数据向后接续，边采边存。②按需保存。当系统采样时，若想保存以后的实验结果，须按下"观察"按钮，MedLab 系统除生成一个 Tempfile. ADD 的临时文件外，还按照"用户名 – 日期 – 时间 – 文件序号"自动命名一个数据文件，如 MedLab2009 – 08 – 18 – 16 – 30 – 45（3）。

2. 打开文件、编辑 采样停止时，可打开 MedLab 系统已存盘文件，进行浏览观察曲线，并进行编辑、测量、观察处理。在已打开文件的曲线中，可选中所需曲线段进行剪切、复制和粘贴，另存其他文件名。

3. 实验结果处理 包括实验数据的测量、计算、存储、统计和制作图表等。

（1）自动处理，点击"在线测量"按钮，在采样的同时对实验结果进行测量，在通道右侧的"显示控制区"可显示实时测量的结果。

（2）手动处理，点击"测量"按钮，根据需要选择测量、观察、区段测量等方法，测量后在通道右侧的"显示控制区"可显示测量的结果。

（3）需要时可将测量结果记入 MedLab 电子表格。由于 Excel 软件可与 Prism、Sigma Plot 等著名的统计和制图软件互传数据，这样便可对实验数据进行统计和制作图表。

4. 实验结果打印 点击"打印预览"快捷按钮，选定图文份数、图形及数据放置位置，打印输出。

注意事项：

①实验过程中，注意及时保存数据、添加实验标记。

②注意保持电极的洁净，避免沾染组织或血污，影响导电。避免电极相互碰触，产生电磁干扰，影响正常信号。

第九节　光学显微镜

一、显微镜的构造

光学显微镜是生物学研究的常用工具，由一组光学放大系统和支持及调节它的机械系统组成，有的还带有光源部分（图 2 – 14）。

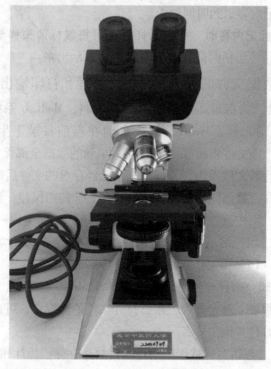

图 2 - 14 光学显微镜

（一）机械系统

1. 镜座和镜柱 镜座是显微镜底部的沉重部分，它使显微镜重心较低，以使之不致倾倒。其上直立的短柱部分为镜柱，支持镜臂和镜台。

2. 镜台 又名载物台，是放置玻片标本的平台。其中央有一圆孔，称镜台孔，以便从下方来的光线通过。载物台上装有标本移动器（或称推进尺），既可固定载玻片，又可通过转动螺旋来前后左右移动标本。

3. 镜臂 为镜柱之上弯曲的部分，以便于持握。

4. 镜筒 为镜臂上端的圆筒部分。其顶端安置目镜，下端连接镜头和转换器。由物镜到目镜的光线便由此通过。

5. 镜头转换器 是镜筒下端一个可旋转的圆盘。上可装置数个物镜，以便观察时换用不同倍数的物镜。

6. 调焦螺旋 有粗调节器和细调节器，能使镜筒或镜台升降，调节物镜和观察材料间的距离，以求得清晰的图像。粗调节器升降镜筒的距离较大，约为 50mm，主要用于寻找目的物。由低倍镜观察标本时，用粗调节器调焦距。细调节器升降的幅度较小，为 1.8 ~ 2.2mm，能精确地对准焦点，取得更清晰的物像。使用时，一般拧动不超过一圈。由低倍镜转高倍镜观察时，则用细调节器调焦。

（二）光学系统

光学系统包括照明系统和成像系统。前者由光源、聚光镜和虹彩光圈组成。后者由接物镜和接目镜组成。

1. **光源** 内装 20 瓦的钨丝灯泡，为显微镜提供光线。

2. **聚光器** 在载物台的下面，由两三块凹透镜组成。作用是聚集来自光源的光线，使光线增强，并使整个物镜所包括的视野均匀受光，提高物镜的鉴别能力。聚光器可以升降，其上还附有光圈，以调节进入物镜的光线。所以在使用高倍镜时，必须配以聚光器。

3. **虹彩光圈（可变光阑）** 位于聚光器下面，由许多金属片组成。推动操纵光圈的调节杆，就可调节光圈的大小，使上行的光线的强弱适宜，便于观察。

4. **物镜** 由数组透镜组成。透镜的直径越小，放大倍数越高。每架显微镜均备有几个倍数不同的物镜，放大 10 倍（10×）、4 倍（4×）的叫低倍镜；放大 40 倍（40×）的叫高倍镜；放大 100（100×）倍以上的叫油镜。物镜是显微镜取得物象的主要部件，其作用为聚集来自任何一点的光比重和利用入射光对被观察的物体做第一放大的造像。

每个物镜上通常标有表示物镜主要性能的参数。如 10 倍物镜上标有 10/0.25 和 160/0.17，10 为物镜的放大倍数（即 10×），0.25 为数值孔径（N.A），160 为镜筒长度（160mm），0.17 为所要求的盖玻片厚度。物镜分辨率的大小取决于物镜的数值孔径（numerial aperture，N.A.）

$$N \cdot A = n \cdot \sin (\alpha/2)$$

式中，n = 介质折射率。$\alpha/2$ = 最大入射角的半数，即镜孔角的半数。

因此，光线投射到物镜的角度越大，显微镜的效能就越大，该角度的大小决定于物镜的直径和焦距。

显微镜的分辨力是指显微镜能够辨别两点之间最小距离的能力。它与接物镜的数值孔径成正比，与光波长度成反比，因此，接物镜的数值孔径愈大，光波长度愈短，则显微镜的分辨力愈大，被检物体的细微结构也愈能区别。一个高的分辨力意味着一个小的分辨距离，二者成反比关系。

人们肉眼所能感受的光波平均长度为 0.55μm，假如用数值孔径为 0.65 的物镜（高倍镜），它可分辨的两点之间最小距离为 0.42μm，而在 0.42μm 以下的两点距离就分辨不出，即便使用倍数更高的目镜，增加显微镜的总放大率，也仍然分辨不出。只有改用数值孔径更大的物镜，增加其分辨力才行。所以，显微镜的放大倍数与其分辨力是有区别的。

油镜头的焦距短，镜孔角小，因而其 N·A 愈高，光波就愈短，则所能辨析的物体愈小。另外，滴香柏油作为介质使用时，物镜与载玻片之间仅隔一层油性物质（其他的物镜与载玻片之间隔着一层空气）。由于香柏油的折射率等于 1.52，与玻璃相同，所以当光线通过载玻片后，可直接通过香柏油进入物镜而不发生折射，可使视野光线充足。相反，玻片与物镜之间的介质为空气时，当光线通过玻片后，受到折射发生散射现象，进入物镜的光线显然减少，这样就减低了视野的照明度，影响分辨力。

5. **目镜** 是一个金属的圆筒，上端装有一块较小的透镜，下端装有一块较大的透镜，其作用是将物镜所放大和鉴别了的物象进行再放大。目镜内可附加指针和测微尺。

每架显微镜常备有几个倍数不同的目镜，其上也刻有"5×""10×""12.5×"等放大倍数，显微镜的放大倍数即是所用的目镜放大倍数与所用物镜的放大倍数的乘积。

二、操作规程

1. 安放显微镜　打开镜箱，右手紧握镜臂，左手平托镜座，轻放桌上，使镜臂正对自己的左胸，距离桌子边缘几厘米处。

2. 检查　检查各部分部件是否完好，镜身、镜头必须清洁。

3. 对光　显微镜的光源为显微镜灯。对光时，首先将光圈的孔径调至最大，将载物台升到最高点，再将低倍镜对准镜台孔，镜头离载物台约有1cm。这时，用双眼从目镜中观察。此外，在镜检全过程中，根据所需光线的强弱，还可通过扩大或缩小光圈、升降聚光器和调节光源滑动变阻器以调节之。

4. 调焦　光线对好后，就可将制片放在载物台上，有盖片的一面朝上，被检物体对准圆孔正中，用标本移动器卡紧，开始调焦。先用低倍镜观察，因为低倍数视野范围较大，易于全面地观察材料和寻找材料中需要重点观察的部分。转动粗调节器，使载物台缓缓下降，这时必须边观察边缓慢旋转粗调焦螺旋（转动粗调焦螺旋的方向，切勿弄错，以免物镜与载玻片碰撞，否则，既压碎玻片又损坏镜头），直至看清标本物像。然后，再轻轻转动细调焦螺旋，以便得到更清晰的物像。

5. 低倍镜观察　低倍镜下调焦距找物像时，若被检物体不在中央，可用标本移动螺旋略微移动玻片，使物像恰好位于视野中央。若光线不适，可拨动虹彩光圈操纵杆，调节光线，使物像最清晰为止。

6. 高倍镜观察　推动转换器，将高倍接物镜头转至镜筒正下方（转换时切勿动调节器）。这时，只要将细调焦螺旋向反时针方向轻轻转动，就可看清楚目的物（注意：此时不可用粗调节器，否则会压碎玻片标本损伤镜头）。由于显微镜所观察的生物材料是立体的，故在观察时必须随时转动细调焦螺旋，才能了解不同光学平面的情况。

7. 油镜观察　用粗调焦螺旋将载物台下降1.5~2cm，将油镜头转至镜筒下方。滴加一滴香柏油于载玻片上，然后再升高载物台，使物镜与油滴接触。从目镜中观察，首先调节光圈与聚光器，使光亮适当加大，用粗调焦螺旋极其缓慢地调节载物台至出现物像为止。再用细调焦螺旋调至物像清晰。如果载物台已下降出香柏油面而未见物像时，应按上述过程重复操作。使用完毕，取下载玻片，用擦镜纸擦去镜头上的香柏油，再用擦镜纸蘸取少量二甲苯擦镜头，然后用干净擦镜纸擦去镜头上残留的二甲苯。二甲苯用量不宜过多，擦拭时间应短。

8. 复原　显微镜使用完毕，先将载物台下降，取下玻片，擦净载物台和物镜，将各部分还原，转动镜头转换器，将物镜从镜台孔挪开，成"八"字形，并将光源滑动变阻器拧到最小，关闭电源，装镜入箱。

三、注意事项

1. 灯泡保护　开机与关机前，应将灯光强度调节旋钮调至最小，以防开机时电流过大，烧毁灯泡。

2. 镜头转换　①由低倍镜转换为高倍镜时，要确认低倍镜下所见到的是要观察的物象。初学时有时会误将玻片内的物质当作物象，此时转换镜头必将使镜头碰到玻片，而造成损失。②在低倍镜下，要将想放大观察的物象调整到视野中央，才能保证转换到高倍镜时，物象在视野内。

3. 油镜使用　油镜使用后，及时对镜头进行清洁。二甲苯具有中等毒性，吸入、经皮吸收可对眼及呼吸道有刺激作用，长期接触会造成神经衰弱综合征，使用时要适量，并注意实验室的通风。

4. 显微镜维护　显微镜要放置在干燥阴凉、无尘、无腐蚀的地方，使用后用防尘透气罩罩好或放在箱子内。机械系统用干净细布擦拭，定期在滑动部位涂些中性润滑脂。但切忌用酒精或乙醚清洗，因为这些试剂会腐蚀机械和油漆，造成损坏。光学系统用干净柔软的绸布轻轻擦拭目镜和物镜的镜片。有擦不掉的污迹时，可用长纤维脱脂棉或干净的细棉布蘸少许二甲苯擦拭，然后用干净细软的绸布擦干或吹干。注意清洗液千万不能渗入到物镜镜片内部，否则会损坏物镜。

第三章　实验室常规操作及常用技术

第一节　实验报告的写作

实验报告是对实验工作整理后写出的简单扼要的书面报告。整理实验结果和撰写实验报告是做完实验后最基本的工作，它可以将学生在实验过程中获得的感性知识进行全面总结，并可提高到理性认识，知道已取得的结果，了解尚未解决的问题和实验尚须注意的事项，并提供有价值的资料。书写实验报告的过程是学生用所学基础医学的基本理论对实验结果进行分析综合，逻辑思维上升为理论的过程，也是锻炼学生科学思维，独立分析和解决问题，准确地进行科学表达的过程。

1. **实验名称**　题目是实验报告中心思想和主要内容的高度概括。学生实验报告可用实验讲义上的题目，也可根据实验内容自己拟定。必要时在题目前加实验序号。

2. **报告人及时间**　实验报告者姓名、年级、专业、班级、学号和实验日期。

3. **实验目的和原理**

（1）实验目的：主要说明通过实验验证有关学科理论，验证某些结论所要达到的预期结果或者是实验的追求目标。

（2）实验原理：介绍实验的理论依据，可以酌情省略。

4. **实验材料和方法**　扼要写明实验所用的材料、方法和实验操作程序等各项实验条件。材料和方法也可写成提要形式。

5. **实验结果**　根据实验目的，对原始记录进行系统化、条理化的整理、归纳和统计学处理。其表达一般有图、表和文字叙述三种。

（1）叙述式：用文字将观察到的、与实验目的有关的现象客观地加以描述，描述时应有时间概念和顺序上的先后层次。

（2）表格式：以表格形式记录实验的原始数据，能较为清楚地反映观察内容，有利于互相对比。每一表格应说明一定的中心问题，应有标题和计量单位。

（3）简图式：经过编辑标注的原始记录曲线，经过统计处理的统计图、表及对图、表的说明文字。如实验中描记的血压、呼吸等可用曲线图表示，也可取其不同的时相点，用直线图表示。

在实验报告中常常文字、表格和简图三种形式并用。

6. **分析与讨论** 讨论是从实验和观察的结果出发，合理地综合性运用专业知识从理论上对其分析、比较、阐述、推论和预测。分析是从理论上对实验结果的各种资料、数据、现象等进行综合分析；解释、说明实验结果；重点阐明实验中出现的一般性规律与特殊性规律之间的关系，用实验结果提示哪些新问题，指出结果和结论的理论意义及其对实践的指导作用与应用价值。分析实验过程中遇到的问题、差错和教训，同预想不一致的原因，思考有何尚待解决的方法，提出在今后的实验中须注意和改进的地方。如果出现异常现象，应加以分析，了解研究的目的是否已达到。这部分是报告的核心，体现学生对该实验原理、操作，实验中试剂、药物作用等各方面的理解和分析。

7. **结论** 是实验工作的总结概括，文字要简短，不用表和图。归纳报告中能反映事物本质规律而得出的结论，结论要与实验目的呼应。

8. **参考文献** 对实验报告有启示或帮助的参考文献应当列出。

通过书写实验报告，可以学习和掌握科学论文书写的基本格式、图表绘制、数据处理、文献资料查阅的基本方法，并利用实验资料和文献资料对结果进行科学分析和总结，提高作者分析、综合、概括问题的能力，为今后撰写科技论文打下良好的基础。

第二节 溶液配制

一、溶液的浓度及表示方法

一定量的溶液里所含溶质的量，叫作这种溶液的浓度。人们根据不同的需要和使用方便规定了不同的标准，因此，同一种溶液，使用不同的标准，它的浓度就有不同的表示方法。溶液浓度的表示方法可归纳成两大类：一类是质量浓度，表示一定质量的溶液里溶质和溶剂的相对量，如质量百分比浓度、质量摩尔浓度、ppm 浓度等。另一类是体积浓度，表示一定量体积溶液中所含溶质的量，如物质的量浓度、体积比浓度、克/升浓度等。质量浓度的值不因温度变化而变化，而体积浓度的值随温度的变化而相应变化。有些浓度的表示方法已被淘汰，如当量浓度已废弃不用，克分子浓度已被物质的量浓度代替。还有些浓度正在被新的法定计量单位替代，如质量百分比浓度将被质量分数替代。

1. **质量百分比浓度** 以溶质的质量占全部溶液质量的百分比来表示的浓度。如 5% 的葡萄糖溶液，即表示 100 克该溶液中含葡萄糖 5 克，水 95 克。

公式：质量百分比浓度（w）=（溶质的质量/溶液的质量）×100%

或：质量百分比浓度（w）=溶质的质量/（溶剂的质量+溶质的质量）×100%

2. **体积百分比浓度** 100mL 溶液中所含溶质的体积（mL）数，如 95% 乙醇，就是 100mL 溶液中含有 95mL 乙醇和 5mL 水。如果浓度很稀也可用 ppm 和 ppb 表示。1ppm=1mg/mL，1ppb=1ng/mL。

3. **比例浓度** 也称体积比浓度，是指用溶质与溶剂的体积比表示的浓度。

如 1:1 盐酸，即表示 1 体积量的盐酸和 1 体积量的水混合的溶液。

4. **摩尔浓度** 即物质的量浓度，是指 1 升溶液中所含溶质 B 的摩尔数，称作体积摩尔浓度，以 c（B）表示：

c（B）=溶质的摩尔数／溶液体积，单位是 mol/L。

例如，0.1mol/L 的氢氧化钠溶液，NaOH 是溶质，水是溶剂，NaOH 溶于水形成溶液，就是在 1 升溶液中含有 0.1mol 的氢氧化钠。

5. 溶液稀释公式

浓溶液的质量×浓溶液的质量分数＝稀溶液的质量×稀溶液的质量分数

或：c（浓溶液）×V（浓溶液）＝c（稀溶液）×V（稀溶液）。

二、溶液配制的操作步骤

1. 计算　计算配制所需固体溶质的质量或液体浓溶液的体积。

2. 称量　用天平称量固体溶质质量或用量筒（或移液管）量取液体体积。

3. 溶解　在烧杯中溶解或稀释溶质，冷却至室温（如不能完全溶解可适当加热）。

4. 转移　将烧杯内冷却后的溶液沿玻璃棒小心转入一定体积的容量瓶中（玻璃棒下端应靠在容量瓶刻度线以下）。

5. 洗涤　用蒸馏水洗涤烧杯和玻璃棒 2～3 次，并将洗涤液转入容量瓶中，振荡，使溶液混合均匀。

6. 定容　向容量瓶中加水至刻度线以下 1～2cm 处时，改用胶头滴管加水，使溶液凹面恰好与刻度线相切。

7. 摇匀　盖好瓶塞，用食指顶住瓶塞，另一只手的手指托住瓶底，上下反复颠倒，使溶液混合均匀。

最后将配制好的溶液倒入试剂瓶中，贴好标签。

第三节　常用手术器械的使用

一、常用手术器械

动物实验常用的手术器械包括手术剪、手术刀、手术镊、组织钳、持针器、缝合针、血管夹等，这些器械除少数是根据需要特制以外，大多数是采用人用外科手术器械。

（一）手术刀

手术刀由刀柄和可装卸的刀片两部分组成（图 3－1）。刀柄通常与刀片分开存放和消毒。刀片应用持针器夹持安装，切不可徒手操作，以防割伤手指。装载刀片时，用持针器夹持刀片前端背部，使刀片的缺口对准刀柄前部的刀楞，稍用力向后拉动即可装上。取下时，用持针器夹持刀片尾端背部，稍用力提起刀片向前推即可卸下（图 3－2）。手术刀主要用于切割组织，有时也可用刀柄

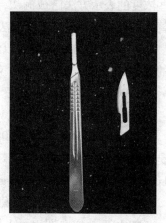

图 3－1　手术刀柄、刀片

尾端钝性分离组织。

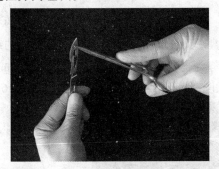
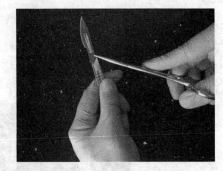

手术刀片的装配　　　　　　　　　　手术刀片的拆卸

图 3 - 2　手术刀片的装配和拆卸

手术刀的执刀方式有 4 种，如图 3 - 3。

执弓式：最常用，动作范围广而灵活，用力涉及整个上肢，主要在腕部。用于较长的皮肤切口和腹直肌前鞘的切开等。

执笔式：用力轻柔，操作灵活准确，用于短小切口及精细手术，如解剖血管、神经及切开腹膜等。

握持式：全手握持刀柄，拇指与食指紧捏刀柄刻痕处。此法控刀比较稳定。操作的主要活动力点是肩关节。用于切割范围广、组织坚厚、用力较大的切开，如截肢、肌腱切开、较长的皮肤切口等。

反挑式：执笔式的一种转换形式，刀刃向上挑开。

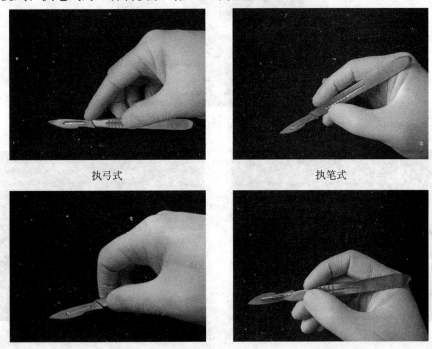

执弓式　　　　　　　　　　　　　　执笔式

握持式　　　　　　　　　　　　　　反挑式

图 3 - 3　执刀方式

（二）手术剪

手术剪分为组织剪和线剪两大类（图3-4）。组织剪刀薄、锐利，有直弯两型，主要用于分离、解剖和剪开组织。线剪多为直剪，又分剪线剪和拆线剪。拆线剪的结构特点是一页钝凹，一页尖而直。正确的执剪姿势为拇指和无名指分别扣入剪刀柄的两环，中指放在无名指的剪刀柄上，食指压在轴节处起稳定和导向作用（图3-5、3-6）。

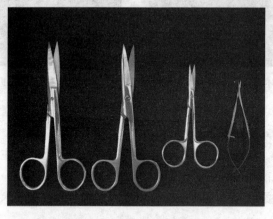

图3-4　手术剪

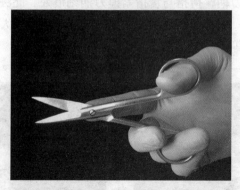

图3-5　正确的执剪方式

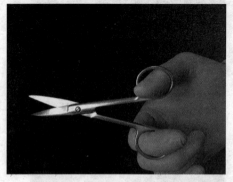 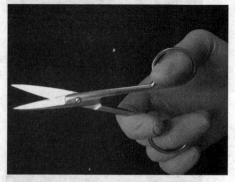

图3-6　错误的执剪方式

（三）血管钳

血管钳是主要用于止血的器械，故也称止血钳，也可用于分离、解剖、夹持组织，还可用于牵引缝线，拔出缝针或代镊使用（图3-7）。代镊使用时不宜夹持皮肤、脏器及较脆弱的组织，切不可扣紧钳柄上的轮齿，以免损伤组织。临床上血管钳种类很多，其结构特点是前端平滑，依齿槽床的不同可分为弯、直、直角、弧形、有齿、无齿等，钳柄处均有扣锁钳的齿槽。小号止血钳又名"蚊式钳"。

血管钳的正确执法基本同手术剪（图3-8），应避免执钳方法错误（图3-9）。关闭血管钳时，两手动作相同，开放时用拇指持住血管钳一个环口，中指和无名指持住另一环口，将拇指和无名指轻轻用力对顶一下，即可开放（图3-10）。

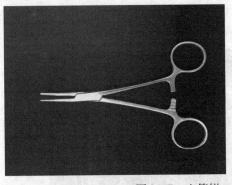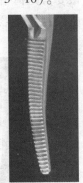

图3-7　血管钳

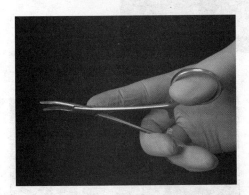

图3-8　正确执钳方法

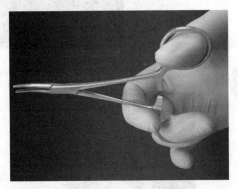

图3-9　错误执钳方法

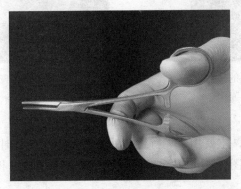

图3-10　血管钳的开放

（四）手术镊

手术镊用以夹持或提取组织，便于分离、剪开和缝合，也可用来夹持缝针或敷料等。其种类较多，镊的尖端分为有齿和无齿（平镊）（图3-11）。

1. 有齿镊　前端有齿，用于提起皮肤、皮下组织、筋膜等坚韧组织，肌腱缝合、整形等精细手术，对组织有一定的损伤作用。

2. 无齿镊　前端平，其尖端无钩齿，分尖头和平头两种，用于夹持组织、脏器及敷料。无齿镊对组织的损伤较轻，用于脆弱组织、脏器的夹持。尖头平镊用于神经、血管等精细组织的夹持。

正确的持镊姿势是拇指对食指与中指，把持二镊脚的中部，稳而适度地夹住组织（图3-12）。错误执镊（图3-13），既影响操作的灵活性，又不易控制夹持力度大小。

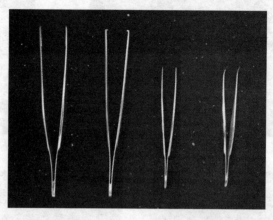

图3-11　手术镊

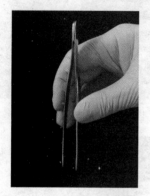

图3-12　手术镊的执镊方法

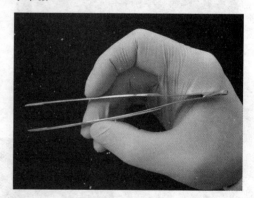

图3-13　错误执镊方法

（五）持针钳

持针钳也叫持针器，主要用于夹持缝合针来缝合组织，有时也用于器械打结，其基本结构与血管钳类似（图3-14）。夹持缝针稳定，不易滑脱（图3-15）。

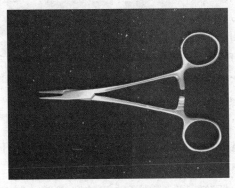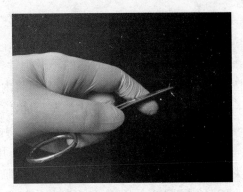

图 3 – 14　持针钳　　　　　　　　　图 3 – 15　持针钳夹针

（六）缝合针

缝合针简称缝针（图 3 – 16），是用于各种组织缝合的器械。针尖形状有圆头、三角头及铲头三种；针体的形状有近圆形、三角形及铲形三种。临床上根据针尖与针尾两点间有无弧度，将缝针分为直针、半弯针和弯针；按针尖横断面的形状分为角针和圆针。

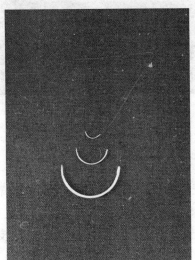

图 3 – 16　缝合针（圆针）

二、常用实验配件（图 3 – 17）

1. **蛙心夹**　由硬质不锈钢丝制成，使用时，将其"发夹"端夹住心尖，另一端借助缚线连接于张力传感器，用于两栖类动物在体心脏实验。

2. **动脉夹**　用于夹闭血管，暂时阻断血流。

3. **气管插管**　由优质塑料管拉制而成，呈"Y"字形，因实验动物不同而型号有所不同。气管插管一端插入气管，另一端接人工呼吸机。

4. **动脉插管**　由优质塑料管拉制而成，因实验动物不同而型号有所不同。动脉插管一端插入动脉，另一端接水银检压计或压力传感器。

5. **膀胱插管**　由优质塑料管拉制而成，用于观察动物的尿生成情况。

6. **静脉套管**　一种带内芯的不锈钢针，用于静脉给药和补液。静脉穿刺成功后用线固定在静脉上备用，静脉给药时即可将内芯拔出，给药完毕随即将内芯插入。

7. **静脉三通阀**　用于静脉点滴下断续给药。

8. **玻璃分针**　主要用于两栖类动物，用以分离血管和神经等组织。

9. **锌铜弓**　由铜条和锌条组成两臂，用锡将二者焊接在一起而形成弓状。用于两栖类动物神经－肌肉实验，用以检验神经肌肉组织兴奋性。

10. **金属探针**　用于两栖类动物神经－肌肉实验，用以破坏脑和脊髓，制备脊髓蛙。

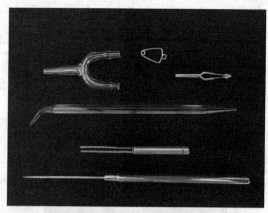

图 3 – 17　常用实验配件

三、常用动物实验手术台（板）

1. **蛙手术板**　主要用于两栖类动物实验，有木制、玻璃和带釉瓷盘等多种。

2. **兔手术台**　专门为家兔在体实验和手术而设计。兔手术台主要由四部分构成：①塑料台。②可调四肢固定器（不锈钢制成）。③头部固定支架。④保温装置。

第四节　常用实验动物的基本操作技术

一、常用实验动物

实验动物是指经人工培养，对其携带微生物实行控制，遗传背景明确，来源清楚，可用于科学实验、药品、生物制品的生产和检定，以及其他科学研究的动物。

常用实验动物有：

1. **蟾蜍**　蟾蜍的基本生命活动和生理功能与温血动物近似，但其离体组织和器官所需的生活条件比较简单（无须人工给养和恒温环境），易于控制和掌握，主要用于神经系统和心血管系统生理学实验。整体条件下，蟾蜍可用于神经反射、心脏起搏点分析、心肌动作电位描记和微循环观察等。

2. 小鼠 来源于野生小鼠，是目前世界上用量最大、用途最广、品种最多的实验动物。在药物筛选、毒性试验、药物效价比较等方面都具有广泛的用途。

3. 大鼠 由褐色家鼠驯化而成，在科学研究中用量仅次于小鼠。常用于水肿、休克、炎症、心功能不全、心肌缺血、应激反应等实验研究。

4. 家兔 机能实验中常用动物。可用于心血管、呼吸、泌尿、神经系统等实验。如整体条件下，家兔动脉血压的调节、呼吸运动的调节、影响尿生成因素、大脑皮层运动区的功能定位。但要注意家兔的心血管系统较犬和猫脆弱，在手术中会出现反射性衰竭。家兔缺乏咳嗽和呕吐反射。

二、动物实验基本操作

（一）捉持、固定

1. 蟾蜍 用左手将动物握紧在手掌中，拇指和食指分别压住其左、右前肢，并以左手中指、无名指、小指压住其左腹和后肢，右手进行脑、脊髓破坏等操作。抓取时，禁止挤压两侧耳部的腺体，以免毒液射入眼中。

2. 小鼠 小鼠温顺，一般不会咬人，抓取时先用右手抓取鼠尾提起，置于鼠笼或实验台向后拉，在其向前爬行时，用左手拇指和食指抓住小鼠的两耳和颈部皮肤（图3－18），将鼠体置于左手掌中，把后肢拉直，以无名指按住鼠尾，小指按住后腿即可（图3－19）。这种在手中固定方法，能进行实验动物的灌胃，皮下、肌肉和腹腔注射。如进行解剖、手术、心脏采血和尾静脉注射时，则要将小鼠取背卧位（必要时先行麻醉），再用胶布将鼠前后肢依次固定在蜡板上。尾静脉注射时，可用小鼠固定器固定（图3－20）。

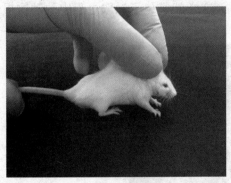
图3－18 小鼠的捉拿

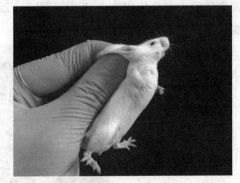
图3－19 小鼠的手固定

3. 大鼠 大鼠的抓取基本同小鼠，只不过大鼠比小鼠牙尖性猛，抓取时为避免咬伤，可带上帆布手套。如果进行腹腔、肌肉、皮下等注射和灌胃时，同样可采用左手固定法，只是用拇指和食指捏住鼠耳，余下三指紧捏鼠背皮肤，置于左掌心中，这样右手即可进行各种实验操作，也可伸开左手之虎口，敏捷地从后，一把抓住（图3－21）。若做手术或解剖等，则应事先麻醉或处死，然后用细棉线绳缚腿，背卧位绑在大鼠固定板上。尾静脉注射时的固定同小鼠。

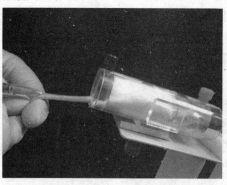

图3-20　小鼠固定器固定（适用于尾静脉注射、取血）

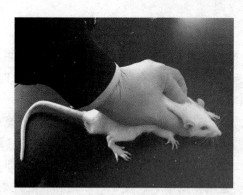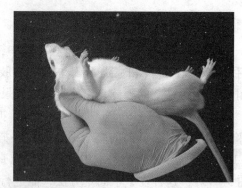

图3-21　大鼠的捉持、手固定

4. 家兔　抓取：一般以右手抓住兔颈部的毛皮提起，然后左手托其臀部或腹部，让其重量的大部分集中在左手上（图3-22），这样就避免了抓取过程中的动物损伤。不能采用抓双耳或抓提腹部（图3-23）。

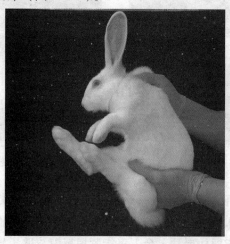

图3-22　家兔抓取方法

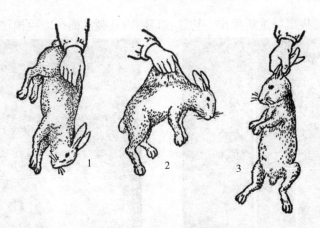

图 3 - 23　家兔的错误抓取

如图 3 - 23 中，1、2、3 均为不正确的抓取方法（1. 可损伤两肾，2. 可造成皮下出血，3. 可伤两耳）。

固定：一般将家兔的固定分为盒式、台式。盒式固定（图 3 - 24），适用于兔耳采血、耳血管注射等情况。若行血压测量、呼吸等实验和手术时，则要将家兔固定在兔台上（图 3 - 25），四肢用粗棉绳活结绑住，拉直四肢，将绳绑在兔台四周的固定点上，头以固定夹固定或用一根粗棉绳挑过兔门齿绑在兔台铁柱上。

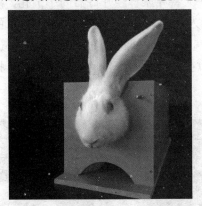

图 3 - 24　家兔盒式固定法

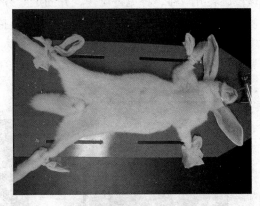

图 3 - 25　家兔台式固定法

（二）给药方法

实验动物的给药方法有多种，应根据实验目的、动物种类、剂型等情况确定。常用的有经口给药和注射给药两种。

1. 经口给药

（1）鼠类灌胃：操作前将带有圆钝头的灌胃针（图 3 - 26）安装在注射器上，成年动物灌胃针插入深度一般为小鼠 3cm，大鼠或豚鼠 5cm。

操作时按大小鼠抓取固定的方法，使其体位垂直，针沿鼠左侧嘴角插入（图 3 - 27）。若进针顺利，表示已插入胃内可进行灌注。药量 0.2 ~ 1mL。如不通畅，则针头可能插入肺内，必须拔出后重新操作。切忌在口腔内乱刺乱插，以免损伤动物。

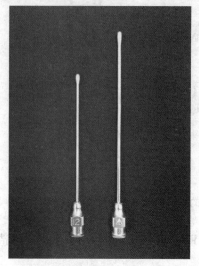

图 3 - 26　灌胃针

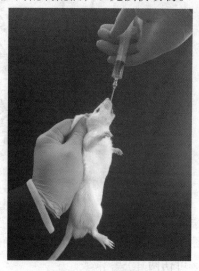

图 3 - 27　鼠类灌胃

　　（2）家兔灌胃：采用开口器与 14 号导尿管（图 3 - 28）。开口器为 2cm × 2cm × 10cm 的纺锤形木棒，正中钻一圆孔。家兔灌胃要两人合作，一人将开口器横放于兔口中，慢慢旋转开口器，将兔舌压住，并固定。另一人将导尿管经开口器的小圆孔，沿咽后慢慢送入食道插入胃中（图 3 - 29）。为防止插入气管内，将导管外端插入盛水的小烧杯中，如随动物呼吸而有气泡冒出，表明插入气管，应立即拔出插管；若不冒气泡，表明导管插入胃中，方可注入药液。注入完毕，以少量清水冲洗残留管内药液，再拔出导管，取出开口器。

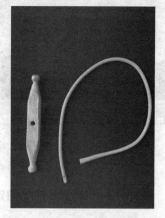

图 3 - 28　家兔灌胃用的开口器、导尿管

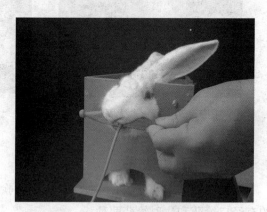

图 3 - 29　家兔灌胃

2. 注射给药

　　（1）皮下注射：注射时以左手拇指和食指提起皮肤，将连有 5 号针头的注射器刺入皮下（图 3 - 30、3 - 31）。皮下注射部位，一般犬、猫多在大腿外侧，豚鼠在后大腿的内侧或小腹部，兔在背部或耳根部注射。

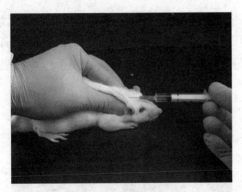

图 3-30 鼠类皮下注射

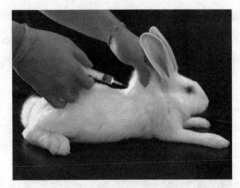

图 3-31 家兔皮下注射

（2）皮内注射：皮内注射时要将注射局部脱去被毛，消毒后，用左手拇指和食指按住皮肤并使之绷紧，在两指之间，用结核菌素注射器连 4 号细针头，紧贴皮肤表层刺入皮内，然后再向上挑起并再稍刺入，即可注射药液，此时可见皮肤表面鼓起一白色小皮丘。

（3）腹腔注射：用大、小鼠做实验时，以左手抓住动物，使腹部向上，右手将注射针头于左（或右）下腹部刺入皮下，使针头向前推 0.5～1cm，再以 45 度角穿过腹肌，固定针头，缓缓注入药液（图 3-32）。为避免伤及内脏，可使动物处于头低位，使内脏移向上腹。若实验动物为家兔，进针部位为下腹部的腹白线离开 1cm 处。

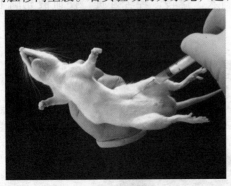

图 3-32 大鼠的腹腔注射

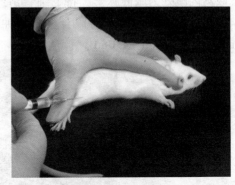

图 3-33 大鼠的肌肉注射

（4）肌肉注射：选肌肉发达，无大血管通过的部位，一般多选臀部。将针迅速刺入肌肉，回抽如无回血，即可进行注射（图 3-33）。

（5）静脉注射：小鼠和大鼠，一般采用尾静脉注射，操作时先将动物固定在鼠筒内，使尾巴露出，尾部用 45℃～50℃的温水浸润半分钟或用酒精擦拭使血管扩张，并可使表皮角质软化，以左手拇指和食指捏住鼠尾两侧，使静脉充盈，用中指从下面托起尾巴，以无名指和小指夹住尾巴的末梢，右手持注射器，使针头与静脉接近平行（小于30°），从尾下距尾尖 2～3cm 处进针，如无阻力，表示针头已进入静脉。

家兔耳部血管分布清晰。兔耳中央为动脉，耳外缘为静脉（图 3-34）。内缘静脉深不易固定，故不用。外缘静脉表浅易固定，常用。先拔去注射部位的被毛，用手指弹动或轻揉兔耳，使静脉充盈，左手食指和中指夹住静脉的近端，拇指绷紧静脉的远端，无名指及小指垫在下面，右手持注射器连6号针头，尽量从静脉的远端刺入，移动拇指于针头上以固定针头，放开食指和中指，将药液注入，然后拔出针头，用手压迫针眼片刻（图3-35）。

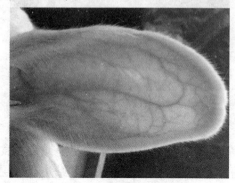

图3-34　兔耳郭的血管

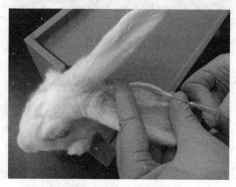

图3-35　家兔耳缘静脉注射

（三）采血方法

1. 小鼠和大鼠采血

（1）眼眶取血：将小鼠抓牢固定，用拇指和食指将眼部皮肤扒开，使眼球充分突出，眼窝内眦处为眼静脉窦。将毛细管由此刺入，捻转，轻轻外提，使血液充满毛细管，采血后用一块干纱布将眼合上数分钟以止血（图3-36）。小鼠每次采血0.2~0.3mL，大鼠为0.5~1.0mL。

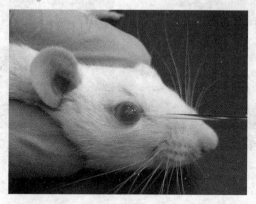

图3-36　小鼠眼眶静脉丛采血

（2）剪尾采血：固定动物，将尾尖剪掉1~2mm（小鼠）或5~10mm（大鼠），然后自尾根部向尖部按摩，血即自尾尖流出。如需较多血也可先将尾浸于近50℃的热水中，再剪去尾尖（图3-37）。采血后用胶布包扎尾尖进行压迫止血。由于鼠血凝集快，需要全血应事先置抗凝剂于采血管中，如用血球悬液，应立即与生理盐水混合。小鼠可取血0.1mL，大鼠可取0.3~0.5mL。

（3）断头取血：断头时，左手抓鼠，右手持剪刀于颈部迅速剪掉鼠头，立即将鼠颈向下，血液即可流入已准备好的容器中（图3-38）。

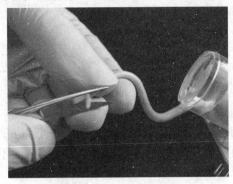
图3-37 鼠尾采血

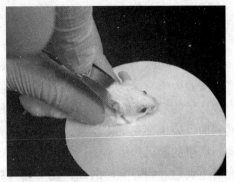
图3-38 断头取血

（4）腹主动脉采血：将动物麻醉，仰卧固定，从腹中线切开皮肤，暴露腹主动脉，用注射器抽取血液。

（5）股动（静）脉采血：将动物麻醉固定后，进行一侧腹股沟动、静脉分离手术，血管下方分别穿一根丝线，左手提起血管，右手持注射器将针平行刺入血管内取血。

（6）心脏采血：动物麻醉后，仰卧固定于鼠板上，在左胸侧第三、四肋间，用左手食指触摸到心搏动处，右手持注射器垂直刺入心脏，抽取所需血量（图3-39）。小鼠取0.5~0.6mL，大鼠取0.8~1.2mL。

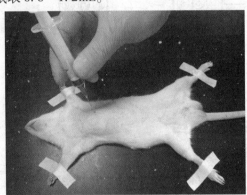
图3-39 心脏取血

2. 家兔采血

（1）耳中央动脉采血：将兔固定后，在兔耳中央有一条粗而鲜艳的中央动脉。左手固定兔耳，右手持注射器，在中央动脉末端向心方向刺入动脉，慢慢回抽针芯，动脉血立即进入针筒，一次可取血15mL。

（2）耳缘静脉采血：拔去耳缘部被毛，用灯泡照射加热耳朵或以75%酒精涂擦局部，使静脉扩张，再用石蜡油涂擦耳缘，防止血液凝固。耳受热后用小血管夹夹紧耳根部，用粗号针头逆静脉回流方向刺破静脉或用刀片切开静脉，血液可自动流出，一般可采血2~3mL。取血后棉球压迫止血。

（3）心脏采血：操作同鼠类。兔一次最多采血25mL。

（4）股静脉、颈静脉采血：做股静脉、颈静脉分离术，然后采血。

（四）分组、编号及标记方法

1. 随机分组　实验设计的基本原则要求为对照、均衡、随机、重复，具体方法在药理学实验中学习。这里只说明随机分组原则。

统计学要求若干实验组的条件都完全相同，但事实不可能，在同一批次动物中，其对药物的反应也存在个体差异。差异是绝对的，一致是相对的。减少差异的有效办法就是实行严格的随机分组原则，使每个实验对象都有均等的机会被分配到各个组，而不受研究者主观意愿的影响。例如，使用随机数字表等。

2. 编号及标记　常用的动物编号法有染色法、耳缘打孔、耳缘剪孔、烙印和挂牌法。这里只介绍最常用、方便的染色法。

一般用3%~5%的苦味酸溶液（黄色）、2%的硝酸银溶液（咖啡色）或1%的中性红溶液（红色）。10只以上动物作标记时，可用两种不同颜色溶液，一种颜色作为个位数，另一种颜色作为十位数，涂在不同部位（图3-40）。

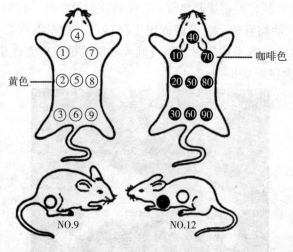

图3-40　小鼠染色编号法

（五）麻醉方法

1. 吸入麻醉　小鼠、大鼠常用乙醚吸入麻醉。将5~10mL乙醚浸湿的脱脂棉铺放在玻璃容器底部，随即将动物放入，盖上盖，20~30秒动物进入麻醉状态，亦可将浸湿乙醚的棉团放入小烧杯中，扣置在动物的口鼻部，让其吸入麻醉。

2. 注射麻醉　最常用的麻醉方法包括静脉和腹腔注射两种。常用药物有巴比妥类、乌拉坦和氯醛糖。可根据动物的特点、实验目的和手术过程选择药物及用量（表3-1）。

3. 麻醉注意事项

（1）动物麻醉的体征：静脉麻醉比腹腔麻醉要快。麻醉体征共有4个：①皮肤夹捏反应消失。②头颈及四肢肌肉松弛。③呼吸深慢而平稳。④角膜反射消失，瞳孔缩小。发现上述活动减弱或者消失，立即减慢给药速度或者停止给药。

表 3 - 1 常用麻醉剂的用法及剂量

麻醉剂	动物	给药方法	剂量（mg/kg）	常用浓度（%）	维持时间
戊巴比妥钠	兔	静脉	30	3	2～4 小时，中途加上 1/5 量，可维持 1 小时以上，麻醉力强，易抑制呼吸
	兔	腹腔	40～50	3	
	大鼠、小鼠、豚鼠	腹腔	40～50	2	
硫喷妥纳	兔	静脉	25～50		15～30 分钟，麻醉力强，宜缓慢注射
	大鼠	腹腔	50	1	
	小鼠	腹腔	25	1	
氯醛糖	兔	静脉	50	2	3～4 小时，难溶于水，溶于乙二醇
	大鼠	腹腔	50	2	
	小鼠	腹腔	50	2	
乌拉坦（氨基甲酸乙酯）	兔	静脉或腹腔	750～1000	30	2～4 小时，只适用于小动物。对家兔的麻醉作用较强，是家兔急性实验中常用的麻醉药，对犬和猫奏效慢
	大鼠	腹腔或肌肉	1000～1500	20	
	小鼠	肌肉	1350	20	

如果动物挣扎、呼吸急促、血压不稳，需要补麻醉药，为常用麻醉剂量的 1/5。如果动物呼吸减慢而不规则，或者呼吸停止，血压下降，心跳微弱，要立即抢救：①停止给药。②人工胸外按摩心脏。③心跳停止时 0.01% 肾上腺素静脉或心内注射。

（2）静脉注射：必须缓慢，同时观察肌肉紧张性、角膜反射和对皮肤夹捏的反应，当这些活动明显减弱或消失时，立即停止注射。配制的药液浓度要适中，不可过高，以免麻醉过急，但也不能过低，以减少注入溶液的体积。

（3）麻醉时要注意保温：麻醉期间，动物的体温调节机能往往受到抑制，出现体温下降，可影响实验的准确性。此时常采取保温措施。保温的方法有，实验桌内装灯、电褥、台灯照射等。无论用哪种方法加温都应根据动物的肛门体温而定。常用实验动物正常体温：猫为（38.6±1.0）℃，兔为（38.4±1.0）℃，大鼠为（39.3±0.5）℃。

（4）慢性实验：做慢性实验时，在寒冷冬季，麻醉剂在注射前应加热至动物体温水平。

（六）动物实验的基本手术操作

1. **备皮方法** 动物的被毛常能影响实验操作和结果的观察，因此实验中常要去除或剪短动物的被毛。除毛的方法有剪毛、拔毛和脱毛三种。

（1）剪毛：固定动物后，用粗剪刀剪去所需部位的被毛。剪毛时应注意以下几点：①把剪刀贴紧皮肤剪，不可用手提起被毛，以免剪破皮肤。②依次剪毛，不要乱剪。③剪下的毛集中放在一个容器内，勿遗留在手术野和兔台周围，以保证手术野的清洁和防止注射器等夹毛。

（2）拔毛：兔耳缘静脉注射或取血时，以及给大、小白鼠行尾静脉注射时，要用拇指、食指将局部被毛拔去，以利操作。

（3）脱毛：指用化学药品脱去动物的被毛，适用于无菌手术的准备以及观察动物局部皮肤血液循环和病理变化。

常用脱毛剂的配方：

硫化钠 3g、肥皂粉 1g、淀粉 7g，加水适量调成糊状。

硫化钠 8g，溶于 100mL 水中。

以上脱毛剂配方适用于家兔、大鼠、小鼠等小动物的脱毛。

使用脱毛剂应事先剪短被毛，以节省脱毛剂，并减少对皮肤的刺激反应，应用时用棉球蘸脱毛剂，在所需局部涂一薄层，2~3 分钟后，用温水洗去脱落的被毛，以纱布擦干局部，涂一层油脂即可。

2. 皮肤切开和止血

（1）切开皮肤：先用左手拇指和食指绷紧皮肤，右手持手术刀切开皮肤，切口大小量度以便于手术操作为宜，但也不可过大。

（2）止血：手术过程中要注意随时止血，以免造成手术视野模糊，难以分辨血管和神经，延误手术时间。止血方法视出血情况而定，若为小血管出血，可用温热生理盐水纱布按压止血；较大血管出血，须先找到出血点，用止血钳夹住，然后用线结扎；若为大血管破损，应准确迅速止血，否则失血过多，影响实验，甚至造成实验动物的死亡。实验期间，应将创口暂时闭合，或用温热的生理盐水纱布盖好，以免组织干燥。

3. 神经、血管分离技术　组织分离有钝性和锐性两种。钝性分离不易损伤神经和血管，常用于分离肌肉包膜、脏器和深筋膜等；锐性分离要求准确、范围小，避开神经、血管或其他脏器。

（1）颈动脉分离术：暴露气管，分别在颈部左右侧用止血钳分离开肌肉，在胸头肌与胸舌骨肌之间，可看到与气管平行的颈总动脉，它与迷走神经、交感神经、减压神经伴行于颈动脉鞘内（注意颈动脉有甲状腺动脉分支）。用玻璃分针小心分离颈动脉鞘，并分离出颈总动脉 3cm 左右，在其下面穿两条线，一线在近心端动脉干上打一虚结，供固定动脉套管用，另一线准备在头端结扎颈总动脉。

（2）迷走神经、交感神经、减压神经分离术：按上法找到颈动脉鞘，先看清 3 条神经走行后，用玻璃分针小心分开颈动脉鞘。迷走神经最粗，交感神经次之，减压神经最细，且常与交感神经紧贴在一起（一般先分离减压神经，图 3-41）。每条神经分离出 2~3cm，并各穿一条不同颜色的、生理盐水润湿的丝线以便区分。

（3）颈外静脉分离术：颈部去毛，从颈部甲状软骨以下沿正中线做 4~5cm 皮肤切口，夹起一侧切口皮肤，右手指从颈后将皮肤向切口顶起，在胸锁乳突肌外缘，即可见到颈外静脉。用玻璃分针分离出 2~3cm，下穿双线备用。

（4）内脏大神经分离术：兔麻醉固定，沿腹部正中线做 6~10cm 切口，并逐层切开腹壁肌肉和腹膜。用温热的生理盐水纱布推腹腔脏器于一侧，暴露肾上腺，细心分离肾上腺周围脂肪组织。沿肾上腺斜外上方向，即可见一根乳白色神经（图 3-42）即内脏大神经。分离清楚后，在神经下引线备用。

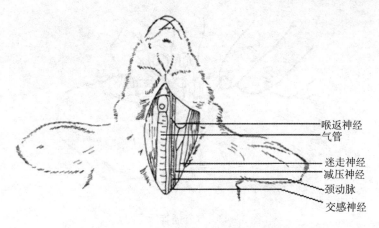

图 3 - 41　兔颈部动脉、神经分布示意图

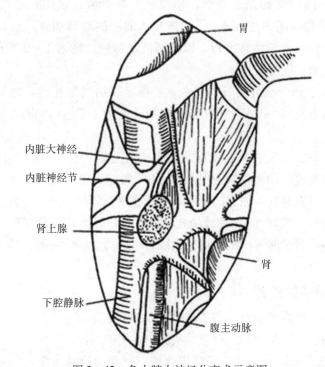

图 3 - 42　兔内脏大神经分离术示意图

4. 插管技术

（1）气管插管术：①仰位固定动物，颈前区备皮，从甲状软骨下沿正中切开并逐层分离，暴露气管。②分离并游离气管。在气管下方（食管上方）穿粗线备用。③甲状软骨下 0.5cm 处横向切开气管前壁，再向头端作纵向切口，使切口呈 "⊥" 形。④一手提线，另一手插气管套管，结扎固定（图 3 - 43）。

（2）颈总动脉插管术：①用注射器向管道系统注满肝素生理盐水，排尽气泡，检查管道系统有无破裂，动脉套管尖端是否光滑（不可太尖），口径是否合适。②尽可能靠头侧结扎颈总动脉。用动脉夹尽量靠近心脏侧夹闭颈总动脉。两者之间相距 2 ~ 3cm，

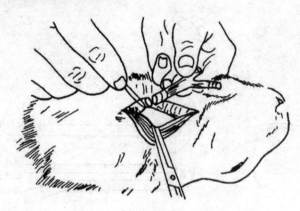

图 3 - 43　气管插管示意图

以备插管。③用小拇指撑起颈总动脉，用锐利的眼科剪，靠结扎处朝心脏方向剪一"V"形切口，注意勿剪断颈总动脉。④生理盐水润湿的动脉插管，从切口向心脏方向插入颈总动脉，保证套管与动脉平行，以防刺破动脉壁。插入 1 ~ 0.5cm，用线将套管与颈总动脉一起扎紧，以防脱落。

（3）静脉插管术：在已分离好的家兔颈静脉上，用线结扎远心端，在结扎处近心侧的静脉上朝心脏方向剪一"V"形切口，将静脉套管（带芯）向心性插入静脉，结扎固定即可。

（4）膀胱插管法：自耻骨联合上缘沿正中线向上做一长约5cm 的皮肤切口，再沿腹白线剪开腹壁和腹膜（勿损伤腹腔脏器），切开腹壁，将膀胱轻移至腹壁上。先用棉线结扎膀胱颈部，以阻断它与尿道的通路，然后在膀胱顶部选择血管较少处剪一纵行小切口，插入膀胱插管（或漏斗），用线结扎、固定。膀胱插管口最好正对着输尿管在膀胱的入口处，但不要紧贴膀胱后壁而堵塞输尿管口。膀胱插管的另一端用导管连接至记滴器。

（七）实验动物的处死方法

动物处死方法可根据实验目的与实验动物品系不同而定。但应遵循实验动物福利，减少实验动物的痛苦。这里介绍几种教学实验中常用的方法。

1. 空气栓塞法　处死兔、猫、犬常用此法。向动物静脉内注入一定量的空气，使之发生空气栓塞而死亡。兔静脉内注入 10 ~ 20mL 空气即可致死。

2. 颈椎脱臼处死法　大、小鼠常用此法。将实验动物的颈椎脱臼，断离脊髓致死。操作者用右手提起鼠尾根部，放在鼠笼或粗糙的台面上，用左手拇指、食指用力按下鼠颈部，右手用力拉向后上方。左手感觉到颈椎断离，此时动物死亡。

3. 放血致死法　此法适用于各种实验动物。动物麻醉后，固定于手术台上。分离股动脉，并插入一根塑料管，打开动脉夹，使血液流入容器内。一般动物 3 ~ 5 分钟内即可致死。除股动脉外常选用颈动脉放血。此法处死动物较为安静，对动物内脏无损伤。

第五节　实验室无菌操作技术

一、基本概念

1. 无菌技术　指在执行医疗、护理技术，医学实验的过程中，防止一切微生物侵入和保持无菌物品及无菌区域不被污染的操作技术和管理方法。在接触病原性对象时，要注意防止病原微生物传播，以防止操作人员被感染。

无菌技术是保证实验中生物安全的必要手段，包括两个方面：无菌意识和无菌操作。

无菌意识取决于实验者的责任心：首先，要尊重实验活动中的三大要素——实验对象、实验者、实验环境（条件）。二是无菌意识存在于整个实验过程中，尤其强调细节。必须明确的是，实验者是实验过程的第一责任人。

无菌操作包含两层含义：一是保证实验对象是在无菌条件（或环境）下，不受到污染。二是避免实验对象的溢出（或接触）而造成对外部环境、个体（或群体）的污染或感染。无菌操作很大程度上是决定实验成功与否的关键。

2. 无菌物品　经过物理或化学方法灭菌后，未被污染的物品称无菌物品。

3. 无菌区域　经过灭菌处理而未被污染的区域，称无菌区域。

4. 非无菌物品或区域　未经灭菌或经灭菌后又被污染的物品或区域，称非无菌物品或区域。

二、无菌技术的重要性

在实验研究中，无菌技术是一项重要且基本的操作技术，如微生物实验、细胞培养、动物手术等都需要无菌操作。在这些实验中，保证实验用具和样品不被污染非常重要，是医疗和医学实验成败的关键，也关系到实验人员自身的安全。

三、实验前准备

（一）实验器皿的准备

实验前，需要预先梳理整个实验流程，并列出实验中用到的所有物品清单，包括无菌器皿、试剂和其他杂物品。

1. 玻璃器皿　螺旋口培养瓶、培养皿、注射器、溶液贮存瓶、青霉素瓶、尖（刻度）吸管、移液管、载玻片、盖玻片、烧杯、三角瓶、冻存管、漏斗、贮存尖吸管用的金属筒、量筒、贮蒸馏水瓶等。

2. 塑料品　多孔培养板（规格有 4、6、12、24、96 孔等）、培养瓶、离心管、移液器吸头等。

3. 器械　眼科剪、解剖剪、镊子（直头、弯头、圆头）、止血钳等。

4. 其他杂用品　金属饭盒、牛皮纸或棉布、纱布、棉绳、锡箔、试管架、各种规格胶塞、记号笔、搪瓷盘、橡皮吸头（吸取液体的胶帽）、酒精灯、75％酒精、脱脂棉、碘酒棉球瓶、火柴或打火机等。

（二）实验器皿的清洗

1. **玻璃器皿的清洗**　一般洗刷步骤：处理（浸泡或高压灭菌）→洗涤剂洗刷→冲洗→晾干→泡酸→自来水冲洗→蒸馏水淋洗→晾干。

（1）处理和洗刷

1）新购入的玻璃器皿：初次使用的玻璃器皿呈碱性，表面常附有灰尘和一些对细胞有毒的物质，如铝和砷等。使用时，用5％盐酸溶液浸泡数小时或过夜，再用清水反复冲刷干净，即灌2/3容积的自来水，振荡后倒掉，重复15～20次，最后用蒸馏水淋洗2～3次，倒立使之自然干燥或烘干。

2）使用过的器皿：用后立即用清水冲洗干净。凡沾有油污的，可用洗涤灵或洗衣粉刷洗，再用清水冲洗干净，最后用蒸馏水淋洗2～3次，倒立使之自然干燥或烘干。

3）载玻片：用后立即浸泡于消毒液中，1～2天后取出，取毛刷用洗涤灵刷去油脂及污垢，然后用清水冲洗干净，晾干后浸泡于95％酒精中，用绸布擦拭净后保存于片盒中备用。

4）细菌培养用过的试管、平皿等：需高压蒸汽灭菌后，倒去内容物，用洗涤灵或洗衣粉刷去污物，然后用清水冲洗干净，最后用蒸馏水淋洗2～3次，晾干或烘干。

5）污染有病原微生物的吸管：用后立即投入盛有消毒液的玻璃筒内（筒底必须垫有棉花，消毒液要淹没吸管），经1～2天后取出，浸入2％洗涤灵液中1～2小时（或煮沸），取出后用自来水反复冲洗干净，最后用蒸馏水淋洗2～3次，晾干或烘干。

玻璃器皿经洗涤后，若内壁的水是均匀分布成一薄层，表示油垢完全洗净；若挂有水珠，则还要泡酸数小时，然后再用自来水充分冲洗，最后用蒸馏水淋洗2～3次，晾干或烘干。

（2）泡酸：洗刷好的玻璃器材干燥后置洗液（酸液）中浸泡24小时，洗液的强氧化作用可清除刷洗不掉的极微量杂质。

洗液的配制：分弱液、次强液和强液三种。

表3-2　洗液的配制

组成 强度	重铬酸钾（g）	浓硫酸（mL）	蒸馏水（mL）
弱液	100	100	1000
次强液	120	200	1000
强液	63	1000	200

这三种洗液的配法均是将重铬酸钠或重铬酸钾先溶解于蒸馏水中，可慢慢加温使溶解，冷却后徐徐加入浓硫酸，边加边用玻璃棒搅动，以混合液温度不过快上升和不出现重铬酸钾结晶为度。配好后的洗液应是棕红色或橘红色。贮存于有盖容器中并置于通风橱内。

原理：重铬酸钠或重铬酸钾与硫酸作用后形成铬酸，铬酸的氧化能力极强，因而此液具有极强的去污作用。

注意事项：

①无论在配制还是使用时，都应穿实验服，戴抗酸手套，严格做好实验人员的防护措施。

②洗液中的硫酸具有强腐蚀作用，玻璃器皿浸泡时间太长，会使玻璃变质，因此切忌到时忘记将器皿取出冲洗。其次，洗液若沾污衣服和皮肤，应立即用水冲洗，再用苏打水或氨液洗。如果溅在桌椅上，应立即用水洗去或湿布抹去。

③泡酸的器皿内要充满液体，不得有气泡。

④泡酸后的器皿要用流水充分振荡冲洗。

⑤玻璃器皿投入前，应尽量干燥，避免洗液稀释。

⑥洗液的使用仅限于玻璃和瓷质器皿，不适用于金属器皿。

⑦有大量有机质的器皿应先行擦洗，然后再用洗液，这是因为有机质过多，会加快洗液失效。此外，洗液虽为很强的去污剂，但也不是所有的污迹都可清除。

⑧盛洗液的容器应始终加盖，以防氧化变质。

⑨洗液可反复使用，但当其变为墨绿色时即已失效，不能再用。

（3）超声波清洗：不能用各种洗涤剂清洗的器皿可用超声波清洗，利用超声波的作用将污物从容器上振荡下来，从而达到洁净的目的。

2. 橡胶制品的清洗 新购置的橡胶制品（硅胶塞、胶管、胶皮头等）的洗涤：0.5mol/L NaOH 煮沸 15 分钟→流水冲洗→0.5mol/L HCl 煮沸 15 分钟→流水冲洗→自来水煮沸 2 次→蒸馏水煮沸 20 分钟→50℃烤干备用。这样处理可完全除净硅橡胶制品上的硫黄等有毒物质。

用过的胶塞清洗方法、要求基本同玻璃器皿，重点部位是胶塞使用面，应用刷子逐个刷洗。在使用过程中，胶塞不能与培养液接触，以防未洗净的胶塞污染培养液和细胞。

3. 塑料制品的清洗

方法一：器皿用后立即用流水冲洗→浸于自来水中过夜→用纱布或棉签蘸洗涤液刷洗→流水冲洗→晾干→浸于洗液中 15 分钟→流水充分冲洗→蒸馏水漂洗 3 遍→晾干备用。

方法二：器皿冲净后，晾干→用 2% NaOH 浸泡过夜→自来水冲洗→5% 盐酸浸泡30 分钟→流水彻底冲洗→蒸馏水漂洗 3 遍→晾干备用。

（三）实验耗材的包装

无菌实验所用的耗材在消毒处理前要进行严密的包装，以便于消毒和贮存。包装材料常用牛皮纸、报纸、纱布、棉花、金属饭盒、吸管筒及培养皿等，包装纸（盒）表面用油性记号笔标明物品名称、消毒日期等。

1. 培养皿包装 ①将培养皿的底盖配对，5~8 套一摞，用报纸密密包紧，用湿热灭菌。②将培养皿放入不锈钢金属筒内，干热灭菌。金属筒配有盖子，内部还有一个可以放培养皿的带底框架。框架可以从筒内提出,以便装取培养皿。

2. 试管、三角烧瓶等包装　试管管口和三角烧瓶瓶口塞以棉花塞或硅胶塞,并在瓶口处用两层纸张包好,用细线扎紧,或用铝箔包好,之后进行干热或湿热灭菌。

3. 吸管包装　干燥的吸管,在粗头端塞入一小段棉花(以免使用时将杂菌吹入或不慎将微生物吸出),棉花塞入的量约为1cm,以刚好拔不出为宜。将吸管尖端斜放在3~5cm宽的长纸条(旧报纸、牛皮纸等)的近左端,与纸条成45°角,左端多余的一段覆折在尖头上,再将整根吸管卷入报纸,右端多余的纸条打个小结。

包好的吸管用一张大纸(或棉布)包好后进行灭菌,或一起装入专用吸管筒进行灭菌。

如果一次可以用完,也可以将吸管直接装入筒内,尖端向内,使用时将筒平放在桌面上,手持粗端抽出。

4. 乳钵、漏斗、烧杯等包装　可用纸张直接包扎。

5. 橡胶制品和塑料制品的包装　零散的耗材可将其装入饭盒中(盒中最好铺几层纱布),盒外包裹纸张(或棉布),用细线捆绑紧;有专用盒装的耗材(如加样器枪头)可在盒外直接包裹报纸,用细线捆绑紧,然后进行湿热灭菌。

注意事项:

①包装时手指与器皿接触面积要小,手指不能触及器皿的使用端。

②封闭器皿的使用端,标记器皿的手持端。

③尽量小包装。

(四)消毒与灭菌

1. 基本概念

(1)消毒:是指杀死病原微生物、但不一定能杀死细菌芽孢的方法。通常用化学方法来达到消毒的目的。用于消毒的化学药物叫作消毒剂。

(2)灭菌:是指把物体上所有的微生物(包括细菌芽孢在内)全部杀死的方法,通常用物理方法来达到灭菌的目的。

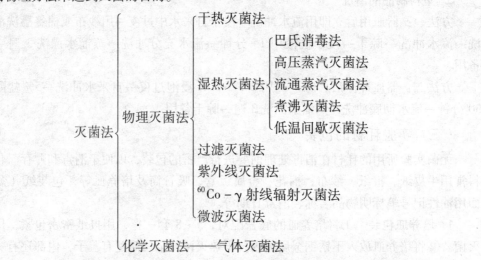

2. 灭菌的方法

（1）湿热灭菌法：湿热灭菌法是最常用的灭菌法，效果较好。在同一温度下湿热灭菌的效力比干热灭菌的效力强。常用的湿热灭菌法有巴氏消毒法、煮沸消毒法、流通蒸汽消毒法、间歇灭菌法及高压蒸汽灭菌法。在实际工作中所采用的不同消毒、灭菌法是根据不同的要求、不同的对象而采取的。

1）巴氏消毒法：由巴斯德首创的利用热力杀死液体中的病原菌和一般杂菌，同时又不致严重损害消毒物的质量的方法。常用于乳制品的消毒。

具体的消毒方法有两种：61.1℃～62.8℃消毒30分钟；71.7℃消毒15～30秒。目前使用后一种方法较多。

2）煮沸消毒法：煮沸5分钟，可杀灭所有的细菌繁殖体，一般消毒以煮沸10分钟为宜。但杀死芽孢则需1至数小时。如果在水中加入1% Na_2CO_3 则可提高沸点（105℃），增强杀灭芽孢的作用，同时又可防止金属器械生锈。如在水中加入2%～5%石炭酸，则10～15分钟后即可破坏芽孢，所以许多医疗器械，如手术刀、剪、镊子、胶管、玻璃注射器等，常用煮沸消毒。

3）流通蒸汽灭菌法：利用常压下100℃的水蒸气进行消毒。用阿诺灭菌器或普通蒸笼进行。因在正常大气压下，故温度不会超过100℃。普通细菌的繁殖体15～30分钟可杀死，而芽孢常不易被消灭。

4）间歇灭菌法：利用反复多次的流通蒸汽加热，杀灭所有微生物，包括芽孢的方法。有些物质不能加热至100℃以上，为了消灭其中的细菌芽孢，需用间歇灭菌法。方法是用阿诺灭菌器或用蒸笼加热100℃维持30分钟，每天进行一次，连续3天。第一次加热后，细菌的繁殖体即被杀灭，而芽孢还存活。为了使芽孢发育成繁殖体，将被灭菌的物品取出，放在室温或37℃温箱内过夜，第二天再加热一次，则可杀死由芽孢生成的繁殖体。为了达到彻底灭菌，照上法再进行第三次加热，这样所有的芽孢将被杀灭。

5）高压蒸汽灭菌法：高压蒸汽灭菌法是目前最常用的有效方法。其原理是在排除冷空气的密闭条件下，蒸汽压力越大则容器内的温度越高，杀菌力越强。当蒸汽压达到0.103MPa/cm² 即15磅时，温度可达121.3℃，在此温度下延续20分钟即可杀死所有细菌的芽孢。

（2）干热灭菌法：干热灭菌条件：160℃～170℃，120分钟以上；170℃～180℃，60分钟以上；250℃，45分钟以上。

灼烧：被污染的纸张、实验室有传染性的动物尸体、无经济价值的被污染物品可以通过灼烧来进行处理。接种用的接种环或针，可以在酒精灯上烧灼灭菌。

干烤：干烤灭菌法需在干烤箱内进行，靠热空气进行灭菌。这种方法适用于玻璃器皿、金属器械，以及不能遇水的油脂、凡士林等灭菌。灭菌时一般加热至160℃～170℃2小时可达到灭菌的目的。在装满物品的干烤箱内，不同部位的温度差可达30℃～40℃，故烤箱内最好装有鼓风机使温度均匀。箱内物品不宜装得太多，以免影响空气的流通。

红外线烤箱：供小件器械（镊子、剪刀等）以及玻璃注射器等迅速灭菌用。

（3）干燥灭菌法：干燥能引起细菌蛋白质的变性和盐类的浓缩，妨碍细菌的生长或导致死亡。干燥对细菌的影响因素与干燥的强度、时间、环境性质、温度、氧的有无有关。将细菌迅速冷冻干燥可维持生命数年之久，而不致改变其毒力和抗原性。冷冻真空干燥法可保存菌种、毒种和生物制品。

（4）光线与射线灭菌法：光线和射线对微生物的影响随其性质、强度、波长、作用距离等的不同而不同。紫外线、X 线、γ 射线等波长较短的光线有杀菌作用，普通可见光对细菌作用不大，红外线杀菌仅有热的作用。

1）非电离射线

①日光和紫外线：日光为最经济最方便的杀菌因素，许多细菌在日光直接照射下均易死亡。这主要在于其中的紫外线，紫外线杀菌的有效波长为 260～270nm，最佳波长为 260～266nm 的紫外线杀菌力最强。紫外线的杀菌原理为使细菌 DNA 链上相邻的嘧啶碱基形成嘧啶二聚体，从而干扰 DNA 正常碱基配对，影响 DNA 的复制，导致细菌死亡或变异。

紫外线杀死不同种类细菌所需要的照射剂量不同，革兰阴性菌最易被紫外线杀死，革兰阳性菌，如葡萄球菌则需增加照射量达 5～10 倍，芽孢需增加照射量 10 倍以上，真菌孢子需增加 50 倍的照射量才能被杀死。所以，在细菌学检验工作中，真菌实验室与细菌实验室分开使用为宜。

紫外线的特点：穿透力差，不能穿过普通玻璃、尘埃，所以只能用于直射物体表面和空气的消毒。常用于实验室、病房、外科手术室的空气消毒及白大衣、超净台的消毒。进行室内消毒时，紫外线灯应距地面 2.5 米，室内清洁无尘，湿度控制在 50% 以内，时间为 0.5～2 小时。

注意事项：紫外线灯照射时，注意人体皮肤、黏膜、眼睛的保护，切不可直接接触紫外线。紫外线消毒时产生的臭氧对人体有害，故紫外线消毒停止后 30 分钟才可入室工作。

②光感作用：可见光的杀菌是通过某些染料发出荧光，与紫外线作用相同而杀灭细菌的，称为光感作用。如伊红、红汞、美蓝对革兰阳性菌有光感作用，沙黄对革兰阴性菌有光感作用。

2）电离辐射：电离辐射的穿透力及杀菌力都比较强，常用于杀菌的电离射线有 γ射线和高能量的电子束（阴极射线）。γ射线是由放射性同位素 ^{60}Co 产生的，消毒物体由传送带送入，环绕钴源移动，使之各侧都受到规定量的照射，达到消毒目的。因其灭菌时不升高温度且穿透力强，故特别适于忌热物品的灭菌或消毒，常用于一次性塑料制品的消毒，如一次性过滤器、注射器、手套等。

高能电子束是由电子加速器产生，其穿透力较 γ射线差，只能用于较小的物体杀菌。

（5）滤过除菌：滤过是一种机械除菌的方法，将液体或空气通过含有微细小孔的滤器，只允许小于孔径的物体，如液体和空气通过，大于孔径的物体不能通过。主要用于一些不耐热的血清、毒素、抗生素、药液、空气等除菌。一般不能除去病毒、支原体和细菌的 L 型。

滤过的效能的大小，取决于滤菌器滤孔的大小以及滤菌器的电荷等因素。常用的滤菌器有以下几种：

1）张伯朗滤菌器：目前少用。

2）伯克非尔滤菌器：目前少用。

3）蔡氏滤菌器：为金属圆筒漏斗状，滤过部分是用石棉制成的滤板。滤板按滤孔的大小分三型，即 K、EK、EK‑S。K 型滤孔最大，用于液体的澄清；EK 型滤孔较小，一般常用此型滤板除菌；EK‑S 型滤孔最小，能阻止较大的病毒通过。

4）玻璃滤菌器：漏斗形玻璃制成，其滤板部分是以不同号数的玻璃细粉用一定压力压制而成，并镶嵌在玻璃漏斗中，滤板孔从 $0.15 \sim 250\mu m$ 不等，一般为 G1、G2、G3、G4、G5、G6 六种规格，G5、G6 可阻止细菌通过。

5）薄膜滤器：常用的滤膜是由硝化纤维素酯或高分子聚合物制成，装于滤器上，其孔径大小不一，除菌过滤孔径不应大于 $0.22\mu m$。常用于气体、液体的除菌，操作时应在无菌环境下进行。

现常用一次性针式滤器（无菌）进行滤过除菌，滤器一端为注射器接口，另一端为滤出端。使用前用注射器回抽插入滤器的注射器接口，推动注射器推进器，若有阻塞感，说明滤器完好可用。滤过液体时，要保证滤出端及其边缘绝对无菌，切不可接触任何物品。

非一次性针式滤器可反复使用，洗涤时不能泡酸液，用 2% NaOH 泡 6～12 小时，或者煮沸 20 分钟，常规冲洗干净，烘干（60℃以下）备用。使用前首先装好滤膜，安装时注意光面朝上；然后用注射器回抽注入检查膜是否破损，安装好膜后将螺旋稍微拧松一些，放入金属盒内（或用牛皮纸包装），外层用纸包装，灭菌备用。注意在超净台内取出，使用时应立即将螺旋旋紧。

（6）超声波灭菌法：听得见的声波，频率为 $20 \sim 20000 Hz/s$，高于 $20000 Hz/s$ 者为超声波。超声波频率高、波长短，具有方向性好、功率大、穿透力强等特点。超声波具有的杀菌效力主要由其产生的空化作用所引起。超声波处理过程中，当高强度的超声波在液体介质中传播时，产生纵波，从而产生交替压缩和膨胀的区域，这些压力改变的区域易引起空穴现象，并在介质中形成微小气泡核。微小气泡核在收缩及崩溃的瞬间，其内部呈现 $5000℃$ 以上的高温及 $50000 kPa$ 的压力，从而使液体中某些细菌致死，病毒失活。

超声波频率越大效应越强。根据实验需要，采用不同的频率、不同的强度和不同的作用时间，对菌体进行不同程度的粉碎。

（7）化学灭菌法：化学灭菌法是指用化学药品作用于微生物而将其杀死的方法。

对微生物具有杀灭作用的化学药品称为杀菌剂。化学杀菌剂的杀灭效果主要取决于微生物的种类与数量，物体表面的光洁度或多孔性，以及杀菌剂的性质等。化学灭菌的目的在于减少微生物的数目，以控制一定的无菌状态。

化学灭菌法可分为气体灭菌法和液体灭菌法。

气体灭菌法：指采用气态杀菌剂（如臭氧、环氧乙烷、甲醛、丙二醇、甘油和过氧乙酸蒸汽等）进行灭菌的方法。该法特别适合环境消毒，以及不耐加热灭菌的医用器具、设备和设施的消毒，亦可用于粉末注射剂，但不适合于对产品质量有损害的场合。

液体灭菌法：采用液态杀菌剂（如75%乙醇、1%聚维酮碘溶液、0.1%~0.2%苯扎溴铵、2%左右的酚或煤酚皂溶液等）进行消毒的方法。该法常作为其他灭菌法的辅助措施，适合于皮肤、无菌器具和设备的消毒。

四、实验操作中的无菌技术

（一）细胞培养的无菌技术

1. 实验前无菌室、超净工作台及 CO_2 培养箱准备

（1）无菌室：每周打扫一次。先用自来水拖地、擦桌子及超净工作台等，然后再用3‰来苏尔或新洁尔灭，或0.5%过氧乙酸擦拭，并用紫外灯照射20~30分钟或更长时间。

注意事项：

①紫外灯照射期间无菌室的门要关严并有明显指示标志。

②无菌室用紫外灯消毒期间，人员不得入内，更不要用眼睛注视紫外灯，也要避免在开着紫外灯的超净工作台内进行操作。

（2）CO_2 培养箱：①用75%乙醇或0.5%过氧乙酸擦拭，再用紫外灯照射20~30分钟；自身带有消毒灭菌功能的培养箱，须定期进行消毒灭菌（一般半年一次）。②定期检测 CO_2 钢瓶的 CO_2 压力。

随时观察 CO_2 培养箱的 CO_2 浓度、温度及水盘是否有污染（水盘的水用无菌水，每周更换）。

（3）超净工作台：以75%乙醇或3‰新洁尔灭擦拭无菌操作台面，无菌室及超净台以紫外灯照射30分钟灭菌，并开启超净台风扇运转10分钟后再开始实验操作。

2. 实验人员的无菌准备　实验人员应注意自身的安全。肥皂洗手，穿好隔离衣（经紫外线照射30分钟），戴好口罩、手套，换上专用拖鞋后，方可进行实验。对于来自人类或是病毒感染的细胞株应特别小心操作，并选择适当等级的无菌操作台（至少Class Ⅱ）。

注意事项：

①实验前用75%的酒精棉球擦净双手。

②避免尖锐针头的伤害，小心有毒性试剂，如 DMSO 等。

③点燃酒精灯，操作应在火焰附近进行，注意避免酒精灯灼伤。

④定期更换紫外灯管（一般使用3000小时应更换）及预滤网（一般使用300小时应更换）。

3. 无菌物品的处置

（1）无菌物品与非无菌物品应分别放置。无菌物品不可暴露在空气中，必须放于无菌包装或无菌容器内，无菌物品一经使用后，必须再经灭菌处理后方可使用。从无菌容器中取出的无菌物品，虽未使用，也不可放回无菌容器内。

（2）无菌包装应按灭菌日期顺序摆放在固定的地方。无菌物品在未污染的情况下，可保存7～14天，过期应重新消毒灭菌。

（3）无菌操作的工作区域应保持清洁及宽敞，必要物品，如试管架、加样器、枪头盒或吸管筒等可以暂时放置，其他实验用品用完即移出，以利于气流的流通。实验用品如培养皿、试剂瓶，均要用75%酒精擦拭瓶子的外表面后才可带入超净工作台内。

（4）实验操作应在台面中央的无菌区域，靠近酒精灯火焰处进行，火焰周围10cm的范围内为无菌区域。器皿使用前必须过火焰灭菌，冷却后再接触培养细胞，以防烧死细胞。继续使用的器皿（如瓶盖、滴管等）要放在高处，使用时仍要过火焰。

（5）小心取用无菌的实验物品，避免造成污染。勿碰触吸管尖头部或容器瓶口，亦不要在打开的容器正上方操作实验。取无菌物品时，必须用无菌持物钳（镊）。未经消毒的物品不可触及无菌物或跨越无菌区。如器械、耗材疑有污染或已被污染即不可使用。

4. 无菌操作

（1）无菌持物钳使用方法

1）无菌持物钳（镊）应浸泡在盛有消毒溶液的大口容器内，根据条件亦可使用干燥无菌持物钳（镊）。浸泡液要浸没钳轴关节以上2～3cm或镊子的1/2。每个容器只能放1把无菌持物钳（镊）。

2）取放无菌持物钳（镊）时，应将钳（镊）端闭合。取出时不可触及容器口缘及溶液面以上容器内壁。使用时应保持钳端向下。用后立即放回容器中，并松开关节将前端打开。

3）无菌持物钳（镊）只能用于夹取无菌物品，不能触碰未经消毒的物品。如有被污染或可疑污染时，应重新消毒。

（2）无菌包装打开的方法

1）取出无菌器皿时，先查看外包装上的名称及灭菌日期。

2）将其放在超净台内，解开线绳。

3）用无菌钳取出所需物品，放进超净台。如包装内物品一次用不完，则按原折痕包扎好，并注明开包时间，24小时后须重新灭菌。

（3）无菌容器的使用

1）打开无菌容器时，容器与盖子的接口处用75%酒精消毒，打开盖子，盖子的内面向上，平放于桌上，夹取所需物品后立即盖严。

2）手持无菌容器时（如无菌饭盒），应托住底部，不可触及容器的边缘或内面。

（4）取用无菌溶液：仔细检查核对溶液后，瓶口的边缘处过火焰灭菌，揭开瓶盖，以手夹住瓶盖并握住瓶身，手掌紧贴瓶签，倾斜约45°取用溶液。

若加样器吸取或加入液体（细胞）时，吸头及加样器杆不能接触容器瓶口及内壁；若要倒出液体，可先倒出少许溶液冲净瓶口，再由原处倒出适量溶液于容器内。

倾倒溶液后瓶口及瓶盖再次过火焰灭菌，盖上瓶盖，并注明开瓶时间。

注意在分装试剂时应尽量小包装，以免反复打开而造成污染。

（5）接种

1）向培养板中加入细胞时，应边加边轻轻振荡细胞混悬液，使每孔加入的细胞量均匀。

2）加样时注意不要打出气泡。

5. 实验后工作　将实验物品带出工作台，以75%酒精或3‰新洁尔灭擦拭超净台台面、边台，倒置显微镜的载物台。操作间隔应让无菌操作台运转10分钟以上，再进行下一个细胞株的操作。

在进行细胞实验操作时要注意安全，存取冻存管时都要佩戴防护眼镜和手套，冻存管投入存放温水的器皿中后应立即把盖子扣上，以防发生意外。

（二）动物实验的无菌技术

实验动物多用于建立不同疾病的动物模型。在微生物实验室中，常常会建立人感染性（病毒和细菌）疾病的动物模型，在实验操作上要求更加严格。

1. 动物实验须遵循的原则

（1）人道地对待实验动物，给动物创造一个相对安静的环境，以免动物受惊；操作时动作尽量轻柔、小心，以免被咬伤；手术或处死动物时，以使其少受痛苦为原则。

（2）根据感染的微生物危险度选择造模环境，并保证其无菌和独立。

（3）整个实验过程均做好操作人员的个人防护，避免逆向感染。

（4）感染性动物模型饲养环境要保持相对隔离状态（根据危险度评估结果决定）。

（5）保证实验用菌（毒）株为唯一的感染源。

（6）避免对饲养的外环境污染。

（7）动物尸体及组织应严格按照规定进行处理。

2. 动物实验中潜在的污染（或非正常感染）源

（1）实验器材，手术器械、注射器、器皿等。

（2）感染环境，空气、台面等。

（3）药物是否储存正常。

（4）操作者，包括呼吸、操作（注射、给药、取材等）。

（5）动物自身，包括皮毛、粪便等。

3. 动物实验中的无菌操作

（1）准备阶段

1）实验所用器皿、手术器材等进行消毒灭菌（需有外包装），必要时使用一次性无菌用品。

2）清洁消毒操作环境（空间、台面等）。

3）准备好个人防护设备（乳胶手套、口罩、抓捕手套、隔离衣等）。必要时（如手术后动物需存活，且要碰触动物内脏的手术）须戴无菌手套进行动物手术。戴无菌手套的原则是未戴手套的手，只允许接触手套的里面，已经戴手套的手只能接触手套的外面（图3-44）。

提示：手套、口罩等准备量要充足。

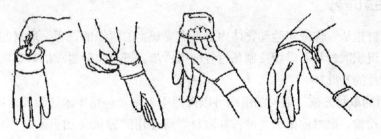

图 3 - 44 无菌手套的戴法

（2）实验阶段：实验步骤：称重→麻醉→脱毛→铺洞巾→手术→缝合→用抗生素抗炎。

1）动物无菌手术所用的耗材均应事先消毒灭菌并烤干，无菌用品均放置在清洁区域，避免操作者以外的人接触。

2）用完的物品要有指定位置存放（即手术中用过与未用的物品要分开放置）；如要反复使用（如手术器械），应做好清洁消毒工作，及时用 75% 乙醇消毒。

3）操作者双手避免接触污染区域（如擦眼、擦汗、校正口罩、打手机等）。

4）有感染性材料存在时，操作上尽量减少气溶胶的产生（如离心血清等）。

5）动物的手术、注射等部位要消毒彻底（手术前需用 75% 乙醇或碘酒擦拭皮肤，可用适量抗生素撒在手术伤口缝合处）。

6）头皮针、注射器用完后套好针头套（最好准备一个放置针头套的浅容器），放入锐器盒。

7）灌胃时检查灌胃针头部是否被堵塞，灌胃的药物应事先 37℃ 温浴，灌胃动作要轻柔顺畅，防止食道甚至内脏受伤。

8）实验中动物的粪便在清理掉后，要清洁接触面（必要时进行消毒）。

提示：麻醉剂量要适量。

（3）清理阶段（按顺序清理）

1）动物尸体、组织包装好后按规定放入指定位置。

2）头皮针、注射器针头放入锐器盒后置于指定位置。

3）手术器械、仪器及其他实验材料的清理。

4）清洁实验台面、环境、动物装置等，用消毒液对所有用具及台面消毒。

5）摘除个人防护装备（先摘手套后摘口罩），放入指定位置，最后用药皂洗手。

注意：如有感染性材料，均要行消毒灭菌处理。

第六节 石蜡切片制作技术

组织石蜡切片的制作主要包括组织取材、固定、脱水、透明、浸蜡、包埋、切片、染色及封片等步骤。制作过程中各个环节相互关联，每个环节都对最后的组织形态结构观察产生影响。本节将对石蜡切片制作及有关染色方法加以介绍。

一、组织取材

组织取材指从人体或实验动物体内取下需要观察的组织的过程。取材的组织必须为新鲜组织。组织取材是石蜡切片制备过程的第一步，符合实验要求的科学取材是制作高质量石蜡切片的基础。

1. 常用的取材方法 取材的组织可以来源于人体（包括手术切除和活检等），也可来源于实验动物。取材前要事先准备好取材时所使用的器械（如手术刀片），以及固定所用试剂和容器等。实验动物取材前，通常先要处死实验动物（处死方法见本书第三章第四节）。

实质性器官取材，如心、肝、肾等，取材时应注意组织结构的完整，比如心组织取材，取到的组织应包括心外膜、心肌和心内膜 3 层结构。输尿管、气管、胃肠、动脉等管状器官的取材，应将组织取下后平展在软木板上，用木刺（不可使用金属针）扎住周边后放入固定剂中进行固定。管状器官取材时还要注意其组织结构的方向性，如结肠肌层的平滑肌细胞走行方向为内环外纵，因此结肠组织不被剖开横切取材时，组织切片的方向与结肠实际平滑肌结构方向相同；如结肠组织剖开并纵切，则组织切片的方向与结肠实际平滑肌结构方向相反。肺、腺体、肌组织等一般情况下可直接取材。

2. 取材的注意事项

（1）若是从实验动物体内取材，处死动物时要根据实验要求选择合适的处死方法，同时处死动物要迅速。

（2）材料要保持新鲜，最好在动物心脏仍然跳动时取材，或在动物死亡后立即取材，尽量减少组织细胞自溶程度，以保持组织细胞相对正常的结构状态。

（3）取材刀具必须锋利，切取组织时不要挤压和揉搓，不要用镊子或止血钳等手术器械取材，应尽量保持组织原有形态，以免造成组织结构的人为改变，影响后期的切片观察和诊断。

（4）组织取材部位应根据实验要求确定。如观察病变，取材应在正常与病变交界处。

（5）组织块大小要适宜，在保证组织结构完整的同时还要力求小而薄，一般情况下取材的组织块长度不应超过 1cm，厚度不超过 0.5cm。对于微量标本和易碎标本，为防止破碎和丢失，可用纱布轻轻包裹，组织与纱布之间留有空隙，包裹前纱布必须浸湿，以免组织黏附在纱布上。

（6）切除材料的多余部分，保持材料的清洁。取材时尽可能除掉组织周围的附属组织，如脂肪、血管等。用生理盐水充分冲洗，冲去多余的血液、黏液、毛发、未消化的食物等。

二、组织固定

固定是指将组织浸入化学试剂内，通过化学试剂的作用，使组织细胞的形态结构保存下来的一种方法。有固定作用的化学试剂称为固定剂。组织离体后，由于血液供应中断，细胞内的多种酶类会分解细胞蛋白质，使细胞自溶。同时，微生物也会使组织腐败，二者共同作用使组织结构破坏。固定能防止细菌的腐败和组织的自溶，保存细胞固有的物质，使细胞或组织基本上保持与生活时的物质一样；固定可以使组织硬化，便于切块，并可增强组织染色；固定还能保存好大体标本。

凡是需要制作切片标本的组织，首先必须固定。在制作切片过程中，固定是最为重要的步骤。固定不好，在以后制片的任何阶段皆不能补救。因此，制片的优劣首先取决于最初固定适当与否。取材后的组织要尽可能立即固定。如不立即固定，将可能造成固定不良，导致染色不良的后果。组织应进行一次性的良好固定，某些固定剂还有助染的作用，可使细胞各部易于着色。固定不良的组织，即使进行补充固定也起不到改善染色的效果。

1. 固定的常用方法　为使组织得到充分固定，应选择合适的容器，固定时间要充分，固定剂的量要足够。

（1）组织固定的常用方法

1）浸入法：将组织浸泡在固定剂内进行固定，是组织固定最常用、最简单的方法。

2）灌注法：实验动物常用，主要以心插管灌注为多。自左心室插入主动脉，先以 Krebs 缓冲液或生理盐水冲洗血液，以泵或注射器注入固定剂，然后取材，再将组织放入固定剂中。根据组织的大小，确定后续所需固定的时间。

（2）固定剂的选择及常用固定剂：固定剂可分为单一固定剂和混合固定剂。前者指选择一种化学试剂作为组织固定剂，如甲醛、乙醇、冰醋酸、丙酮、四氯化锇（锇酸）等。后者指用两种或两种以上的化学试剂按一定比例混合后作为组织固定剂，目的在于这些化学试剂可以通过各自优缺点的弥补成为一种较完美的固定剂，如 Zenker 固定剂、Carnoy 固定剂等。

1）理想固定剂应该具备的性能

①渗透性强。固定剂能迅速渗入组织，在较短时间内可以使组织标本得到充分固定。

②组织在固定剂的作用下，不应发生显著的收缩和膨胀现象。实际上经过固定后的组织，由于蛋白质发生凝固或沉淀，必然导致组织出现不同程度的收缩或膨胀。因此，良好的固定剂应尽量减少组织发生这类变化。

③利于组织切片和染色。首先，固定剂对组织固定后应有利于染色剂的染色。例如：重铬酸钾对于类脂质具有一定的媒染作用；中性福尔马林固定的组织比一般福尔马林固定的组织更利于细胞核的染色。其次，固定剂能将组织或细胞中某些必须观察的成分给予充分固定并保存下来，以便染色。例如：锇酸可以渗入脂类物质使其固定下来而不至于在制片过程中被酒精和二甲苯溶解或部分溶解，并可用石蜡包埋进行切片。如果要显示糖原，则宜使用非水溶性固定剂，如无水酒精、Carnoy 固定剂等。

④固定剂应该也是一种比较好的组织保存液。

应当强调的是，没有哪一种固定剂，不论是单一固定剂还是混合固定剂，能够完全达到上述要求。各种固定剂性能和作用都不尽相同，因此，对组织的固定应根据组织的制片目的和要求去选择合适的固定剂。

2）常用的固定剂：组织制片技术上所使用的固定剂种类繁多，性能各有不同，有的为氧化剂，有的为还原剂；有的呈酸性，有的呈碱性；有的渗透力强，有的渗透力弱；有些易使组织收缩，有些则使组织发生轻微膨胀现象。下面介绍几种常用固定剂。

①甲醛：是由甲醇氧化而产生的无色液体，易挥发，具有强烈的刺激气味。甲醛易溶于水，成为饱和度为37%～40%的甲醛溶液，其商品名为福尔马林。甲醛使用广泛、简便，是一种良好的标本保存液，也可适应一些特殊染色的固定要求。它的渗透性强，固定均匀，能增加组织的韧性。经甲醛固定的组织收缩轻微，硬性大于酒精固定的组织。甲醛能保存脂肪和类脂体，对染色体、线粒体、高尔基体也具有良好的固定作用。用作固定的浓度多为10%（即1份福尔马林加9份水配制而成），实际含甲醛4%。

当甲醛溶液长期贮存时，尤其是外界温度较低时，会形成白色沉淀物，这种沉淀即三聚甲醛，是甲醛的一种聚合形式（加热可重新分解成甲醛）。三聚甲醛的出现是由于甲醛氧化后形成甲酸，甲酸可使甲醛溶液偏酸性，促进甲醛单体的聚合。酸性的甲醛溶液使标本嗜染酸性，严重时可影响细胞核的嗜碱性染色。因此，在备用的甲醛中宜放入少量的碳酸镁或碳酸钠作为中和剂。

经甲醛固定的陈旧组织，尤其是多血的肝脾组织内常出现棕黑色的颗粒，即福尔马林色素。这种色素不溶于水、酒精及丙酮等，如要与含铁血黄素加以区别，可用普鲁士蓝反应进行鉴别。

②中性甲醛缓冲液：该固定剂pH为7.0～7.2，由1份福尔马林和9份0.01M PBS缓冲液构成。它可以抑制福尔马林色素的形成，被推荐在较多染色方法中应用，对大多数抗原保存较好，是免疫组织化学最常用的固定液，组织穿透性好，收缩小。

③4%多聚甲醛–磷酸盐缓冲液：该固定剂的配制方法为：称取40g多聚甲醛，置于三角烧瓶中，加入500～800mL的0.1mol/L磷酸缓冲液（pH7.3），加热至60℃左右，持续搅拌（或磁力搅拌）使粉末完全溶解，通常需滴加少许1mol/L的氢氧化钠才能使溶液清亮，最后补足0.1mol/L的磷酸缓冲液至1000mL，充分混匀，过滤。

它适用于光镜免疫组织化学染色，最好是动物经灌注固定取材后，继续固定2～24小时。该固定剂较为温和，适用于组织标本的长期保存。

④Carnoy固定剂：该固定剂配制可由60mL无水酒精、30mL氯仿和10mL冰醋酸混合而成。它减少了酒精对组织的硬化和收缩作用，渗透速度快，尤其对脑组织尼氏体团块固定作用非常好。经Carnoy固定剂固定的组织不用水冲洗，直接浸入100%酒精脱水。

⑤Zenker固定剂：该固定剂的配制方法为：称取25g重铬酸钾和50g氯化汞，溶于1000mL水中，可用热水或加温的方法溶解，冷却后过滤贮存于带盖的棕色玻璃瓶中。要注意不能将溶液暴露于空气中，否则溶液将会被氧化，导致失效。用时取贮存液950mL，加入50mL的冰醋酸，即可使用。

该固定剂能使细胞核及细胞浆染色较为清晰。组织固定的时间，一般不超过24小时，固定后流水冲洗12小时以上，在70%酒精脱水过程中加入碘以除去汞盐的沉着。

⑥Helly 固定剂：该固定剂的配制方法为：贮存液同 Zenker 固定剂。用时取贮存液 950mL，加入 50mL 的甲醛即可。注意使用液存放时间不要超过 24 小时，否则会产生沉淀而失效。

该固定剂对固定白细胞内颗粒最好，对于造血器官，如骨髓、肝脏、脾脏等固定较好。一般组织固定时间 12～24 小时，固定后组织处理同 Zenker 固定剂。

2. 固定的注意事项

（1）固定组织时，应选择合适的容器。一般容器的容积是组织的 10～15 倍以上。标本瓶最好选择广口瓶，这样便于取出固定后的组织。若选择细口瓶不利于组织的放、取，还可造成人为挤压组织而致组织发生形态变化。

（2）固定的组织块不宜过大。凡是需要固定的组织，都不应该太大、太厚，这是因为所有的固定剂穿透力不够强、浸透度不够快。如果组织大而厚，不经处理就进行固定，在固定液渗入组织中心前，这些区域的组织可能早就发生自溶了。因此，对于较大的组织，必须先进行处理，切成制片材料后再行固定。如进行胃肠器官固定前，则应将其剪开，放平后再固定。

（3）合理选择固定剂。固定剂的种类繁多，成分复杂，对组织的作用不尽相同，为了让组织中各种成分尽量保存好，并能够显示出来，就不能千篇一律地使用一种固定剂，必须认真深入研究各种固定剂的性能和使用方法。

（4）组织固定的时间要充分。根据组织体积大小不同，固定时间有所不同，组织越大越厚，固定时间应越长，一般固定 4～12 小时或更长。但要注意，固定时间太长也不好。比如组织长时间固定，福尔马林会产生甲酸，影响细胞核的染色。

（5）使用足量的固定剂。组织固定时，固定剂的用量一般应为组织体积的 5～10 倍，最少也不应少于 5 倍。组织最好悬浮于固定剂之中。如组织块多时，彼此不应重叠。不要先将组织块放入容器后再注入固定剂，以免组织贴附于器皿上，形成固定不均匀的后果。

（6）组织固定后应及时制作切片，如不能及时制片，而该固定剂又不能作为保存液时，应将其改换为适当的保存液。

对某些需要进行神经染色和酶反应等的组织进行固定时，要求较一般严格，组织大小、固定时间、温度等都应慎重考虑。尤其是对于酶反应的固定剂，一般都要置于冰箱，在低温条件下进行组织固定。应注意的是，任何固定剂对人体都有损害。因此，盛放固定剂的容器必须密闭，以防挥发后对人体造成伤害。忌用手与固定剂直接接触，以免损伤皮肤。

三、固定后组织的处理

固定后组织的处理主要包括固定后组织的修整和冲洗、脱水、透明、浸蜡及包埋。

1. 固定后组织的修整和冲洗
取材时得到的组织通常比较柔软，不利于直接切割成实验所需的形状，经过固定后的组织由于蛋白质等的凝固而有一定硬度，因此，这时可以根据实验需求对组织进行修整，使组织的形状和厚度适合实验需求，并且可以确定出组织切片的方向和切片平面。修整后的组织要去除组织内的固定剂及其结晶沉淀，否则会影响以后的染色效果，大多用流水冲洗，一般使用自来水冲洗 12～24 小时。常用方法是将组织包在纱布中，投入到已做好的冲水容器中，自来水冲洗过夜。

2. 脱水 组织经固定及冲洗后，其中含有大量水分，这时的组织不能直接投入石蜡中。因水不能与石蜡相混合，故要先去除组织中的水分，为下一步透明及浸蜡创造条件。利用化学试剂使组织中的水分逐步被置换出来，使组织内部达到无水状态的过程，称为脱水。脱水过程所用的化学试剂称为脱水剂，脱水剂必须是与水在任何比例下均能混合的液体。脱水过程所用时间长短应视组织种类、组织块大小和厚薄及固定剂的不同而异。

酒精是最常用的脱水剂，脱水能力比较强，又能硬化组织。但是酒精的脱水速度很快，对组织会有明显的收缩作用。因此，酒精作为脱水剂时，应该先从低浓度开始，然后递增其浓度，这样可以避免组织过度收缩。一般情况下，酒精脱水的过程可经过两个阶段：首先是 30% 酒精→50% 酒精→70% 酒精→80% 酒精→90% 酒精→95% 酒精的脱水过程，组织在各级酒精中可较长时间停留，常规大小的组织在各级酒精中停留时间不少于 3 小时。其次是无水酒精的脱水过程，脱水时间在 2～4 小时。为了使大量的组织块同时进行脱水，则要求保证各级酒精的浓度，以保证脱水的作用。最好进行两次 95% 酒精和两次无水酒精重复脱水，以保证组织脱净水分。

要说明的是，有一些组织需要特殊处理。如糖原遇到水分后会溶解，为保存其结构，可以用 95% 酒精或无水酒精对标本进行固定，固定后更换一次无水酒精进行脱水就可以达到组织无水状态，但是应掌握好组织固定与脱水的时间。在脱水过程中，酒精与组织的体积比应在 20～30∶1，比例太小，容易造成组织脱水不彻底，影响组织处理的后续进程。

3. 透明 制作组织蜡块过程中，利用某些有机试剂，既可以与酒精混合，又可以与石蜡液相融合的特性，将组织内酒精置换出来的过程，称为透明，此时组织呈现一种透明状态。透明的目的是为了使组织浸透石蜡液，为组织包埋提供条件。

在组织石蜡切片制作过程中有两次透明操作：第一次是组织脱水之后，为组织浸蜡做准备。第二次是在组织切片染色脱水之后，切片透明后可以进行封片，完成组织石蜡切片染色。

透明使用的有机试剂称为透明剂，二甲苯、氯仿、正丁醇等是常用的透明剂，以二甲苯应用最为广泛。常规大小的组织透明时间大致需要 2～3 小时。要注意的是，组织经过二甲苯透明时，中途要更换一次液体，可用肉眼来观察透明的程度。组织呈现透明状态的前提是脱水完全。如果组织脱水不完全，则不论怎样延长透明时间，组织内部都会呈现出类似于梭形的不透明结构，此时组织应退回到脱水步骤，进行彻底脱水。

4. 浸蜡 组织经过透明作用之后，移入熔化的石蜡内浸渍，石蜡逐渐浸入组织间隙，取代透明剂，这一程序就叫浸蜡。

根据熔点不同，石蜡有软蜡和硬蜡之分。熔点在 50℃ 以下的称为软蜡，50℃ 以上者称为硬蜡。气温低时，可以用熔点稍低的软蜡；气温较高时，可以选择熔点稍高的硬蜡。一般用于浸蜡的石蜡熔点在 54℃ ~ 60℃，同时不应含有尘粒、杂质及其他异物，不含水分，质地均匀成半透明状，触之感觉滑而不腻。

石蜡的质量和熔点与切片质量密切相关，因此对石蜡的选择应加以注意。所有的石蜡在使用前，最好将石蜡进行反复数次熔化、煮沸和冷却，这样可以将石蜡中的空气及挥发性油脂类等排出。用于浸蜡的石蜡，按常规还必须用标准滤纸过滤。石蜡中如有水分会结晶而变为白斑，可用加热搅拌的方法除去。经过以上处理后的洁净石蜡可置于恒温箱中保持液体状态备用。

浸蜡通常需要在恒温箱中进行。操作时用小镊子先将透明后的组织放到滤纸上，吸去多余透明剂后，迅速将组织夹到石蜡液中。石蜡液与组织的体积比在 20 : 1 即可。组织浸蜡时间在 3 ~ 4 小时，中间可以更换一次新蜡。

5. 包埋 将经过固定、脱水、透明、浸蜡等操作之后的组织块从最后的蜡液中取出置入充满石蜡液（石蜡作为石蜡切片的包埋剂）的包埋框内，包埋成块，使组织和包埋剂相溶一体并迅速冷却，这个程序称为包埋。包埋剂凝固后，进一步加强了组织的硬度和韧度而便于进行切片。包埋后的组织可以长期保存。

（1）石蜡包埋的过程

1）准备包埋用具，如包埋框（塑料平皿、金属包埋框等）、解剖镊子、酒精灯等。

2）在包埋框内表面涂上甘油，倒入洁净石蜡液。

3）用加热后的解剖镊子将浸蜡后的组织取出，依次放入包埋框中。

4）包埋框表面石蜡液凝固后，将其放入冷水中冷却。

（2）石蜡包埋的注意事项

1）包埋使用的石蜡不仅依据气候的不同加以选择，而且与组织的硬度也有密切关系，过硬的组织最好用硬度较高的石蜡包埋，反之，软组织则应以硬度较低的石蜡包埋，其熔点一般要求在 60℃ 左右。

2）包埋用石蜡加温不可过高，以保持其液态为度，温度过高容易将组织烫坏，使得组织变硬、变脆，并发生卷曲、收缩变形而不利于切片，甚至影响病理诊断。

3）包埋用石蜡应掌握用量，以组织全部包埋完毕，石蜡也恰好用完为宜。

4）包埋时应注意将组织病变面放在下面，并尽可能使组织放平，在不损伤组织的情况下可用镊子轻压。

5）囊壁和消化道等组织包埋时更应注意组织方位，应将组织块直立拉平，不要卷曲。相同组织如包埋于一个蜡块时，除包平外，还要注意方向的一致，以利于切片。多块组织和碎组织包埋于一个蜡块内时，组织的排列尽量要密集靠拢，以求成直线或方块，这样有利于切片。

6）石蜡包埋后，不宜冷却过慢，特别是室温较高时，石蜡凝固后应立即投入冷水中加速冷却，这样可增加石蜡密度、韧性和硬度。但应注意，冷凝过速也会因为内外温差过大造成蜡块裂损。

四、石蜡切片

经过石蜡包埋后制成的组织蜡块通过切片机制成组织石蜡切片的过程，称为石蜡切片。石蜡切片是形态学研究最为常用和实用的切片制作技术。石蜡切片可以很好地保存组织细胞结构，可以进行单张、间隔和连续切片。切片厚度可从 $1 \sim 200 \mu m$ 不等。没有特殊要求的组织石蜡切片，一般切 $4 \sim 6 \mu m$，有些特殊组织或部位可根据情况调整切片的厚度，如尼氏体切 $15 \mu m$，肾脏组织切 $3 \sim 4 \mu m$。

　　组织石蜡切片操作过程需要的主要设备包括石蜡切片机和切片刀。石蜡切片机有轮转式和推拉式两种类型，前者最常用。随着医学仪器制造技术的不断进步，更多方便实用的切片机不断出现，但是切片机的基本结构为载物台、持刀架和切片厚度调节器。切片刀要求刀刃锋利且无瑕疵。为了得到高质量的组织石蜡切片，实验者要做好对切片机和切片刀的维护和保养，如保持切片机清洁、定期对切片机涂抹润滑油和机油、防止切片机或切片刀的刀刃生锈等。

　　1. 切片前的准备

　　（1）首先预热恒温水浴箱至 $35℃ \sim 40℃$。

　　（2）蜡块整修，将蜡块组织面的石蜡用刀修去，使组织全部暴露出切面并修平，以减少对切片刀的磨损。组织块左右两侧保留 $1 \sim 2mm$ 石蜡即可，否则切片时容易皱褶。组织块上下边缘的石蜡视组织情况修齐、修平，上下两侧各留有 $2mm$ 石蜡即可，这样可保持切下的切片既呈带状，也不弯曲。修切蜡块时只能一点一点地切掉蜡边，若是大片修切易使蜡块断裂，露出组织，遇此情况应返入新蜡再次包埋。

　　（3）载玻片应浸入酸缸内 12 小时后流水冲洗，烤干备用，保证载玻片洁净无油污。为防止脱片，每张玻片须涂上一层极薄的蛋白甘油，插于载片板（或载片架）上备用。蛋白甘油的配制方法为：新鲜鸡蛋清与甘油 $1:1$ 混合，再加适量的麝香草酚搅匀。实际上一张很洁净的载玻片不涂蛋白甘油也不会脱片。目前也有实验者直接用市售粘片剂或防脱片载玻片。

　　（4）将锋利的切片刀或刀片装入持刀架或切片刀片夹内，调整角度和位置后随即紧固，检查切片刀的倾斜度是否正确，倾角过大，则切片上卷，倾角过小，则切片皱起，以 $20° \sim 30°$ 为佳。

　　（5）备用小型毛笔、小型无钩镊子、铅笔等用具。

　　2. 切片的步骤

　　（1）将蜡块固定于切片机头上的夹座内，调整蜡块切面与切片刀刀刃或切片刀片刀刃之间的距离，使蜡块平面与刀口靠拢。注意蜡块组织切面与切片刀口要垂直（蜡块左右缘）、平行（蜡块上下缘）。

　　（2）调整蜡块组织切面，恰好与刀口接触，旋紧刀架，固定好机头。

　　（3）根据实验需要调整切片的厚度。

　　（4）摇动切片机手轮，先进行修整切片。直到切出完整的最大组织切面后，再进行切制。

　　（5）实践中可用右手转动切片机手轮，左手用毛笔托起蜡片，协调地进行切片操作。

　　（6）切下的蜡带，一端用镊子轻轻拉起，应尽可能将蜡带拉直展开，用毛笔将其从刀口向上挑起，拉下蜡带，反面（与切片刀刃接触的蜡带面为反面，有光亮）朝下，轻拖铺于恒温水面上。

3. 贴片与烘片

（1）将蜡带铺于恒温水面，立即用毛笔轻轻拉展，以切片无皱褶为最好。如有皱褶时用镊子细心地逐个轻轻拨开，注意不要拨破组织。然后分开每张切片，选取其中最完整的、没有皱褶的切片。

（2）待切片在恒温水面充分展平时，可见组织变白且周围石蜡透明、组织完整、无裂口和皱褶。这时可将载玻片直立插入水中，以涂有蛋白甘油的面轻靠切片，并用毛笔将切片一边拨于载玻片上，随即将载玻片直立提起，趁载玻片上仍有少量水分时用毛笔拨正切片位置。如组织较小，可在载玻片上多贴几片或几排，但排列应密集、整齐。

（3）用铅笔在载玻片一端的毛玻璃上书写标本编号，字体小而清楚、端正。

（4）将贴好的切片置于 37℃～50℃ 的恒温箱内烤片 6～12 小时，蛋白质凝固后即可进行组织石蜡切片染色。

4. 组织石蜡切片的注意事项

（1）切片质量的好坏，除与技术的熟练程度和切片机的好坏有关外，切片刀的锋利程度也是关键，否则在切片时会自行卷起或皱起，或将组织划伤出现刀痕，不能将切片切成连续的长条带状。切片刀如有缺口存在，将使切片断裂、破碎。切片时还应保持刀口洁净。

（2）切片机的各个零件和螺丝应旋紧，否则将会产生震动。在每次更换蜡块时，应例行检查组织是否夹紧、切片刀是否稳固，稍有疏忽就会影响切片的质量，甚至将蜡块全部切坏，造成不可弥补的损失。在切制切片的开始阶段如出现切制不良或其他故障，最常见的原因是蜡块或切片刀的松动。

（3）在摇动切片机时，用力要求均匀一致。不宜用力过猛，否则可因用力过猛而使机身震动，造成切片厚薄不均。遇有硬化过度的脑、肝、脾等组织时，更应该轻轻切削，以防止组织由于震动造成空洞现象。

（4）在夏秋季节进行切片时，应使用冰块加强冷却，这样不仅可保持石蜡的硬度，同时也减少了切片的皱褶，给切片制作带来方便。

五、常用的组织石蜡切片染色方法

（一）石蜡切片染色概述

未经染色的组织或细胞的形态结构是无色的，或者由于组织内少量红细胞的存在而略呈现淡黄色。为了能更清楚地显示待观察的组织细胞形态和结构，就要对组织进行必要的染色。通过染料的作用，使组织细胞中的不同结构或物质显示不同颜色，从而使组织切片更利于在光学显微镜下观察。

1. 染料 从来源上可分为天然染料和人工合成染料，前者如苏木素、胭脂红、靛蓝等，后者如苦味酸、苏丹Ⅲ、伊红、甲苯胺蓝等，是常规染色和特殊染色的常用染料。染料从化学组成上分为无机染料和有机染料，多数染料都属于有机染料。染料对组织进行染色反应的原理，包含了物理作用和化学作用，但是许多染料对组织细胞的染色反应机制仍不清楚。

2. 染色方法　依据实验观察要求的不同，所用的染色方法也各不相同。总体上可分为：①单一染色：即只用一种染料对组织或细胞中的某一结构或成分进行染色，如苏木素可以单一地显示细胞核。②对比染色：即用两种不同性质染料对组织进行染色，如苏木素－伊红（HE）染色。③多种染色：用两种以上的染料对组织细胞中的多种结构或成分进行染色，如 Masson 染色。

3. 封片　封片的目的在于使染色的组织切片能长期保存，并可以帮助我们更方便地在光镜下观察组织细胞的结构和成分等。常用的封片剂有甘油、天然树胶、人工合成树脂、液状石蜡等。封片时滴加的封片剂，既要避免太多而造成外溢，也要避免太少导致组织暴露。封片用的盖玻片应保持清洁，大小以覆盖住组织且四周留有 2～3mm 空白边为好。

（二）常用的石蜡染色方法

1. 苏木素－伊红染色

（1）概述：简称 HE 染色，是组织切片染色技术中应用最广泛的染色方法，也是形态学研究技术中最基本的染色方法。优质的 HE 切片应该是红蓝相映、层次分明、颜色浓淡均匀。

苏木素是一种天然染料，本身不具备作为染料的基本条件，只有在氧化剂作用下转化为氧化型苏木素，即苏木红，才具备染料的基本能力。氧化后的苏木素对组织细胞的亲和力较小，要加入适量的金属离子，以增强其对组织细胞的亲和性。依据所使用的金属离子不同，苏木素可分为矾苏木素（包括 Ehrlich 苏木素、Mayer 苏木素、Harris 苏木素）、铁苏木素、铅苏木素等。

以 Ehrlich 苏木素为例，简单介绍实验室常用的苏木素染料的配制方法：苏木素 2g，无水酒精 100mL，甘油 100mL，硫酸铝钾 5g，蒸馏水 100mL，冰醋酸 10mL，将苏木素溶于无水酒精后，加入甘油，将硫酸铝钾溶于蒸馏水中，再将上述两液体混合，并加入冰醋酸，充分混合，此时溶液呈红色。用纱布封闭瓶口，置于阳光充足之处，经常摇荡，大约 8 周时间可自然氧化成熟，溶液转变成暗紫红色，过滤后即可使用。

伊红是人工合成的煤焦油类染料，易溶于水或酒精，为酸性细胞质染料。伊红种类较多，常用的有伊红 Y、伊红 B、甲基伊红等。细胞质中主要成分为蛋白质，当 pH 值在细胞质蛋白质的等电点以下时，蛋白质带正电荷，易和带负电荷的伊红染料结合并染色，呈粉红色。同时，伊红还能对结缔组织的部分间质成分进行染色。以实验室常用的醇溶性 1% 伊红染液为例，简述其配制方法：伊红 Y 1g，85% 酒精 100mL，将伊红 Y 加入酒精内搅拌，待其全部溶解后即可使用。

（2）HE 染色基本步骤

1）取出烘片后的组织石蜡切片，依次放入：

二甲苯Ⅰ，15 分钟。

二甲苯Ⅱ，15 分钟。

无水酒精Ⅰ，5分钟。

无水酒精Ⅱ，5分钟。

95%酒精，5分钟。

90%酒精，5分钟。

80%酒精，5分钟。

70%酒精，5分钟。

2）蒸馏水漂洗两次，每次3分钟。

注：以上为组织石蜡切片染色前的常规处理过程，无论是普通染色还是特殊染色，甚至是免疫组织化学均不例外。

3）苏木素染液，10分钟；自来水冲洗，3分钟。

4）0.5%~1%盐酸酒精（70%酒精）分色，数秒（镜下观察控制细胞核分色情况）。

5）自来水蓝化，30分钟。

6）1%伊红染液，5分钟。

7）蒸馏水快洗。

8）70%酒精、80%酒精、90%酒精快洗，每次数秒至数十秒。

9）95%酒精，30秒至1分钟，镜下观察细胞质与细胞核颜色对比情况。

10）无水酒精Ⅰ，3分钟；无水酒精Ⅱ，3分钟。

11）二甲苯Ⅰ，5分钟；二甲苯Ⅱ，5分钟。

12）树胶封片。

染色结果：显微镜下观察细胞核呈蓝色，细胞浆、肌纤维、胶原纤维、红细胞等呈不同程度鲜红色。

（3）注意事项

1）组织切片染苏木素后，分色这一步很重要，必须在显微镜下控制，一般以细胞核染色清晰而细胞浆基本无色为佳。如果发现过染，可以延长分色时间；而如果染色太浅，则应重新染色后再分色。

2）切片经酒精脱水后，如在转入二甲苯时有混浊现象产生或呈白色不透明状态时，表明脱水不彻底，应立即将切片退回无水酒精重新脱水，如果还不透明，应该更换无水酒精。

3）封片时，盖玻片一定要大于组织，否则不久后会出现组织退色。

4）染色过程中，为防止组织产生干裂收缩现象，除个别转移切片的操作，其他时间必须保持切片在液体环境中。

5）组织切片从一个染色缸取出，应尽量去掉液体后，迅速转入下一个染色缸，这样不会造成上一个染色缸的残余液体对后续步骤产生影响。

6）所用的液体应根据其状态随时更换，以免影响染色结果。

2. Masson 染色法　这是显示胶原纤维的经典染色方法。胶原纤维具有嗜酸特性，因此易被酸性染料所着色，特别是对酸性复红、苯胺蓝等染色剂的亲和力较强。Masson

染色可使胶原纤维与肌纤维的颜色对比更有优势，同时标本退色效应相对较弱。进行此种染色的组织块固定时，宜使用 Zenker 固定剂、Helly 固定剂等，常规石蜡包埋，切片厚度6μm。

（1）染液配制

1）地衣红染液：地衣红1g，浓盐酸1mL，80%酒精100mL，溶解后过滤备用。

2）丽春红 - 复红染液：丽春红0.8g，酸性复红0.4g，1%冰醋酸100mL，混合均匀。

3）苯胺蓝染液：苯胺蓝1g，1%冰醋酸100mL，混合均匀。

（2）染色步骤

1）切片脱蜡下行至蒸馏水。

2）入地衣红染液，0.5~1小时。

3）自来水冲洗后换双蒸水漂洗，苏木素染液，5分钟。

4）自来水冲洗10分钟，分色（镜下控制细胞核分色情况）；蒸馏水浸洗，5分钟。

5）丽春红 - 复红染液染15分钟，蒸馏水浸洗，5分钟。

6）0.5%冰醋酸中分色（镜下控制胶原纤维分色情况）。

7）蒸馏水漂洗。

8）苯胺蓝染液，3~5分钟，蒸馏水洗。

9）70%酒精、80%酒精、90%酒精、95%酒精、100%酒精脱水，二甲苯透明。

10）树胶封片。

（3）染色结果：显微镜下观察胶原纤维呈深蓝色，弹力纤维呈棕褐色，肌纤维呈红色，细胞核呈黑色。

3. 尼氏体染色　这种染色方法为神经组织染色常用，可以通过染色结果判断神经元的状态。尼氏体为神经元胞体内含有的特异性嗜碱性物质，由粗面内质网和游离核糖体组成，易被某些碱性苯胺染料所染色。焦油紫、甲基蓝、甲苯胺蓝等均可用于尼氏体染色。染色对固定剂要求不高，切片厚度较厚，一般为10μm，也可达25μm，否则尼氏体显示不佳。下面以焦油紫染色方法为例，简单介绍尼氏体染色步骤。

（1）0.5%焦油紫染液配制：焦油紫0.5g，100mL蒸馏水，混合均匀。

（2）染色步骤

1）切片脱蜡下行至蒸馏水。

2）入焦油紫染液，10分钟。

3）蒸馏水快洗2次，每次几秒。

4）95%酒精分色（镜下控制尼氏体分色情况）。

5）100%酒精Ⅰ，3分钟。

6）100%酒精Ⅱ，3分钟。

7）二甲苯Ⅰ，5分钟。

8）二甲苯Ⅱ，5分钟。

9）树胶封片。

（3）染色结果：显微镜下观察尼氏体呈紫色，神经元的细胞核呈淡紫色，组织背景无色或浅蓝色。

（4）注意事项：组织石蜡切片的焦油紫染色时间为 10 分钟，其他类型切片染色时间可相应缩短，如冰冻切片染色时间为 1~4 分钟。

4. Mowry 阿尔辛蓝过碘酸 – Schiff 染色（AB – PAS 染色） 糖原是动物和人体中的多糖衍化形式，检测糖原的常规染色首选过碘酸 – Schiff（PAS）染色法，而对黏液物质的显示，通常选用 Mowry 阿尔辛蓝过碘酸 – Schiff 染色，简称 AB – PAS 染色。此方法的特点是通过使用两种染料对不同黏液物质染色，可分别显示不同的黏液物质于同一组织切片，即酸性黏液物质被阿尔辛蓝染色呈蓝色；中性黏液物质被 PAS 染色呈红色；中性和酸性黏液物质形成的混合性黏液呈紫红色。

（1）染液配制

1）阿尔辛蓝染液：阿尔辛蓝 1g，3% 冰醋酸水溶液 100mL，溶解后过滤，在溶液中加入少许麝香草酚防腐。

2）过碘酸水溶液：过碘酸 0.5g，蒸馏水 100mL，混合均匀。

3）Schiff 染液：碱性复红 1g，1mol/L 盐酸 20mL，无水亚硫酸氢钠 1g，蒸馏水 200mL。将蒸馏水煮沸，加入碱性复红，溶解后冷却至 50℃过滤，加入盐酸，冷却至 25℃加入亚硫酸氢钠，装入棕色瓶，4℃保存。

（2）染色步骤

1）切片脱蜡下行至蒸馏水。

2）蒸馏水漂洗，1 分钟。

3）阿尔辛蓝染液，30 分钟。

4）蒸馏水洗 3 次，每次 1 分钟。

5）过碘酸水溶液，10 分钟。

6）蒸馏水洗 2 次，每次 1 分钟。

7）Schiff 液染，15 分钟。

8）自来水洗，5 分钟。

9）蒸馏水洗 2 次，每次 1 分钟。

10）逐级脱水、透明，树胶封片。

（3）染色结果：显微镜下观察中性黏液物质呈红色，酸性黏液物质呈蓝色，混合性黏液物质呈紫红色。

（4）注意事项：Schiff 试剂从冰箱取出放至室温时再进行染色，使用时一般采取滴染色法，已经被浸染过的试剂不可再回收利用。

第七节 细胞培养技术

一、基本概念

细胞培养是指从机体内组织中取出细胞，模拟体内的环境，在无菌、适当温度、酸碱度和一定营养条件下，使其生长繁殖，并维持其结构和功能的一种培养技术。细胞培养的培养物为单个细胞或细胞群。细胞培养过程复杂、要求严谨，要使细胞在体外长期生存，必须模拟体内环境，供给细胞存活所必需的物质与能量，如水、无机盐、氨基酸、维生素、葡萄糖、生长因子等，同时要严格控制培养温度、环境、pH 等多种因素，细胞才能在体外生存。此外，细胞培养用品的清洗、培养用液的配制、除菌等均有严格要求，特别是无菌操作，是细胞培养成败的关键。

1. 细胞系　原代细胞首次传代成功后即成细胞系，由原先存在于原代培养物中的细胞世系所组成。

2. 细胞株　通过选择法或克隆形成法，从原代培养物或细胞系中获得的具有特定性质或标志的细胞群。细胞株的这种特定性或标志性必须在整个培养期间始终存在。

3. 克隆　指由同一个祖先细胞通过有丝分裂所产生的遗传性质相同的细胞群体。

二、基本条件

细胞在体外培养中所需的条件与体内细胞基本相同，但随细胞生存环境的改变也会出现一定的差异。

1. 无污染的细胞培养环境　无菌无毒的操作环境和培养环境是保证细胞在体外培养成功的首要条件。在体外培养的细胞由于缺乏对微生物和有毒物的防御能力，一旦被微生物或有毒物质污染，或者自身代谢物质积累，可导致细胞中毒死亡。因此，在体外培养细胞时，必须保持细胞生存环境无污染，并及时清除细胞代谢产物。要保持无菌无毒环境，必须严格做到：细胞培养用品及培养用液要经过灭菌处理，实验过程要严格按照无菌操作规程进行。

2. 恒定的温度　维持培养细胞体外生存，必须有恒定适宜的温度。人和哺乳动物细胞培养的标准温度为 $36.5℃ \pm 0.5℃$，偏离这一温度范围，细胞的正常代谢会受到影响，甚至死亡。培养细胞对低温的耐受力比高温强，温度上升不超过 $39℃$ 时，细胞代谢与温度成正比。温度 $39℃ \sim 40℃$ 1 小时，细胞有一定的损伤，但仍有可能恢复；若将细胞放在 $40℃ \sim 41℃$ 1 小时，细胞会普遍受到损伤，仅少半数有可能恢复；温度 $41℃ \sim 42℃$ 1 小时，细胞受到严重损伤，大部分细胞死亡，个别细胞仍有恢复可能；当温度在 $43℃$ 以上 1 小时，细胞全部死亡。培养温度低至 $25℃ \sim 35℃$ 时，细胞仍能生存和生长，但速度缓慢。放在 $4℃$ 数小时后，再回到 $37℃$ 培养，细胞仍能继续生长。细胞代谢随温度降低而减慢，当温度降至冰点以下时，细胞可因胞质结冰受损而死亡。但是，如果向培养液中加入一定量的冷冻保护剂（二甲基亚砜或甘油），可在深低温下，如 $-80℃$ 或 $-196℃$（液氮）长期保存。

3. 气体环境　气体是体外培养细胞生存的必需条件，所需要的气体主要有氧气和二氧化碳。氧气参与三羧酸循环，产生供给细胞生长增殖的能量和合成细胞生长所需用的各种成分。二氧化碳既是细胞代谢产物，也是细胞生长繁殖所需成分，它在细胞培养中的主要作用在于维持培养基的 pH 值。

4. pH 条件　大多数细胞的适宜 pH 为 $7.0 \sim 7.4$，偏离这一范围对细胞培养将产生有害的影响。各种细胞对 pH 的要求也不完全相同，原代细胞对 pH 的波动比较敏感，耐受性差；永生化细胞株耐受性强。但细胞耐酸性比耐碱性大一些，在偏酸环境中更利于细胞生长。

细胞培养液 pH 浓度的调节最常用的为加 $NaHCO_3$ 的方法，因为 $NaHCO_3$ 可供 CO_2，但 CO_2 易于逸出，故最适用于封闭培养。

5. 渗透压 人血浆渗透压约 290mmol/L（290mOsm/kg），可视为培养细胞的理想渗透压。对大多数细胞来说，渗透压在 260～320mmol/L（260～320mOsm/kg）范围都适宜。

6. 水的质量 水是细胞中含量最高的物质，是维持细胞生命活动必不可少的物质。体外培养的细胞对水的质量非常敏感，在培养用液中任何对细胞有害的物质都会影响培养细胞的生存。因此，要求培养细胞用液必须使用新鲜三蒸水或去离子水配制。

7. 细胞培养基 培养基是体外培养细胞中供给细胞营养和促使细胞生长增殖的基础物质，也是体外培养细胞生长和繁殖的生存环境。细胞培养基的种类很多，按其来源分为合成培养基和天然培养基（目前使用的培养基绝大部分是合成培养基），按其物质状态分为干粉培养基和液体培养基两类。干粉培养基须由实验者自己配制并灭菌，液体培养基由专业商家提供，用户可直接使用，非常方便。

三、原代培养

原代培养又称初代培养，是指直接从机体内获取组织或细胞，接种培养至第一次传代阶段。一般持续 1～4 周。原代培养的细胞有贴壁生长和悬浮生长两种。贴壁培养是根据胰酶的消化原理，使细胞间的蛋白质水解，细胞离散，然后加入适量的培养液，置于合适的容器内，在一定的温度下进行培养。由于原代培养的细胞离体时间短，其遗传性及细胞生物学特性与机体内细胞相似，故适于进行细胞形态结构、细胞分化、药物测试等方面的研究。人和动物的大部分组织都可进行培养，幼体的组织和细胞更适于进行原代细胞培养。

（一）操作步骤

1. 剪切组织 先将所取组织，用 D－Hanks 或 Hanks 液清洗，以去除表面血污，并用手术镊去除黏附的结缔组织等非培养所需组织。再次清洗后，用手术刀将组织切成若干小块，移入小容器中，加入适量缓冲液，用眼科剪反复剪切成糊状。静置片刻后，用吸管吸去上层液体，加入适当缓冲液再清洗一次。

2. 消化分离 目的是将细小的组织块消化分离成细胞团或分散成单个细胞，以利于进一步培养，常用的消化酶有胰蛋白酶和胶原酶。

3. 培养 细胞悬液用计数板进行细胞计数，用培养液调整为（2～5）×10^5cells/mL，分装于细胞瓶中，使细胞悬液的量以覆盖后略高于培养瓶底部为宜。置 CO_2 培养箱内，5% CO_2，37℃静置培养。一般 3～5 天原代培养细胞可以黏附于瓶壁，并伸展开始生长，可补加 1/2 原培养液量的新培养液，继续培养 2～3 天后换液，一般 7～11 天可以长满瓶壁，进行传代。

（二）注意事项

1. **无菌操作**　细菌或霉菌污染是培养失败的常见原因，必须加强各个环节的无菌操作观念。

2. **培养液**　所用的培养液必须满足细胞生存和生长的必要条件。由于细胞来源的动物种类、组织类型不同，对培养液的要求有所差异。

3. **小牛血清**　对于维持细胞生存和促进细胞增殖起着关键作用，确定某厂家某一批号的小牛血清，就保持应用。

4. **胶原酶溶液**　必须新鲜配制，贮存时间过长，即使是 $-20℃$ 保存，也将影响消化效力，导致消化时间过长而损伤细胞。

5. **L-谷氨酰胺**　几乎所有细胞对谷氨酰胺都有较高的要求，细胞需要谷氨酰胺合成核酸和蛋白质，在缺少谷氨酰胺时，细胞会因生长不良而死亡。谷氨酰胺在培养液中很不稳定，加有谷氨酰胺的培养液在 $4℃$ 冰箱贮存 2 周以上时，应重新加入原来量的谷氨酰胺。

6. **静置培养**　原代细胞在消化分离后，置于 CO_2 培养箱的头 $24～48$ 小时（必要时 72 小时）内，应处于绝对静置状态，切忌不时地取出培养瓶观察生长状况，这将使原代培养细胞难以贴壁，更谈不上伸展和增殖。初学者尤应注意，不必担心培养液中的营养成分会消耗光，细胞在增殖之前对营养的需求并不大。

7. **消化时间**　一般消化至肉眼尚可见微小组织颗粒即可，因为此时组织颗粒已经松散，略加吹打即成细胞团或单个细胞，过久消化往往导致细胞损伤加重，细胞培养成活率降低。

四、传代培养

原代细胞培养成功以后，要进行分离培养。细胞由原培养瓶内稀释后传到新的培养瓶中培养的过程，称之为传代培养。传代细胞允许培养的细胞扩增形成细胞株，这样做的最大好处在于提供了大量持久的实验材料。

（一）操作步骤

1. **吸液**　吸掉培养瓶中旧的培养液。

2. **消化**　向瓶内加入胰蛋白酶和 EDTA 混合液少量，以能覆盖培养瓶底为宜。室温（$25℃$）下进行消化，$2～5$ 分钟后将培养瓶放到倒置显微镜下观察，发现细胞间质回缩、细胞间隙增大后即可终止消化。

3. **终止**　吸出消化液，向瓶内加入 Hanks 液少量，轻轻转动培养瓶，把残留消化液冲掉，然后再加培养液。如果仅使用胰蛋白酶消化，可直接加入少量含血清的培养液终止消化。

4. **吹打**　吸取培养液，按顺序反复冲洗瓶壁细胞，形成细胞悬液。吹打动作要轻，以防用力过猛损伤细胞。

5. **计数**　用细胞板计数后，分别接种于新的培养瓶中，置 CO_2 培养箱中培养。

6. 换液 细胞培养液的更换要根据细胞生长状态和实验要求来确定。一般 2 ~ 3 天后更换一次生长液。待细胞铺满瓶底即可使用或换成维持液。

（二）注意事项

1. 掌握好消化时间，消化时间过短，细胞不易从瓶壁脱落，过长会导致细胞脱落损伤。

2. 掌握好消化液浓度，当消化液浓度过高时，消化时间应缩短，过低时消化时间应相应延长。

第四章　中药汤剂的制备及稀释与浓缩

第一节　中药汤剂的制备

一、煎煮过程的关键要素

1. 用具　选用砂锅或搪瓷、不锈钢器具。切记不能用铜、铁、铝锅煎煮中草药。

2. 火候　煎煮时，液体沸腾前用大火，至沸腾后用小火，保持微沸状态，减慢水分蒸发，有利于有效成分的溶出。

3. 用水　煎煮用水最好用经过净化或软化的饮用水，以减少杂质，防止水中钙镁离子与药材成分发生沉淀反应。水的用量一般为水浸没药面3cm左右。

4. 次数　一般中草药煎煮2~3遍，煎煮次数太少，有效成分提取不完全；煎煮次数太多，煎出药液杂质增多。

5. 时间　煎煮时间根据药材的成分及质地而定。一般而言，治疗感冒的药头煎10~15分钟，二煎10分钟；滋补药头煎30~40分钟，二煎25~30分钟；一般性药头煎20~25分钟，二煎15~20分钟。煎煮后应趁热过滤，尽量减少药渣中煎液的残留量。

多数药材在煎煮前用冷水浸泡20~30分钟，可更大程度地使有效成分溶出。

二、特殊中药的处理

1. 先煎　矿物类、贝壳类、角甲类中药，因质地坚硬，有效成分不宜煎出，可粉碎先煎30分钟，再加群药；有毒中药要先煎1~2小时，久煎能减毒。

2. 后下　气味芳香、含挥发性成分的药材，一般在中药即将煎好前5~15分钟加入；中药成分不稳定的，不宜久煎，应后下。

3. 包煎　花粉类、细小种子果实类、药粉等体积小的中药，若直接入煎锅，会沉于锅底或浮于水面，要用纱布包好与群药同煎；含淀粉、黏液质较多的药物在煎煮过程中易粘锅，应包煎；附绒毛的中药，也应包煎，避免绒毛脱落而刺激咽喉。

4. 烊化　胶类或糖类中药，宜加适量开水（或热药液）溶化后使用。

5. 另煎　贵重的中药，为充分利用药材，可另煎取汁，再兑入煎好的药液。

第二节　中药汤剂的稀释与浓缩

在中医药的研究中，实验动物的中药干预研究是非常普遍的，这就涉及中药浓度的调整及计算。中药汤剂浓度的衡量尚无标准的方法，一般认为，1g 中药饮片按常规煎煮方法制成 1mL 药液，其浓度为 100%。在实际操作过程，需要对中药汤剂进行稀释或浓缩，稀释用的溶剂为蒸馏水或生理盐水。

一、中药汤剂的稀释

1. 常规方法　中药汤剂的稀释方法与溶液稀释相同，采用下面方法计算：

$$m \times p_1 = (m + n) \times p_2$$

式中，m 为原有药液的体积，p_1 为原有药液的浓度，n 为应加入的溶剂体积，p_2 为目的药液的浓度。注意 m、n 的单位，p_1、p_2 的单位一定要相同。

2. 倍比稀释　此方法稀释后的药液浓度成反向 2 倍关系，操作方法如图 4 - 1。

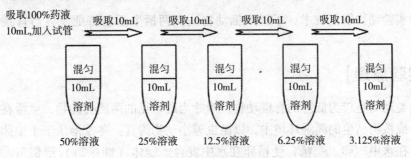

图 4 - 1　倍比稀释示意图

二、中药汤剂的浓缩

1. 蒸发法　这种浓缩方法有一定的条件限制，就是长时间加热对中药成分不应造成影响，否则不能用此方法。蒸发法的优点在于经济、操作简单方便。蒸发后用量筒测量，直到达到所需体积。

2. 冷冻干燥　冷冻干燥法适用于所有汤剂。将一定量的汤剂冷冻干燥为干粉，然后根据实验需要将其溶解为所需浓度。此方法可较长时间保存药剂，浓度配比比较合理，但造价高。

第五章　医学基础实验

实验一　蟾蜍的解剖

【实验目的】

学习实验动物解剖技术；了解两栖动物适应两栖生活的特征及各器官系统的基本结构。

【实验原理】

两栖类动物是较为低等的脊椎动物。蟾蜍为最常见的两栖类动物，生活在池沼、小溪附近，或植物丛生的潮湿环境中，以昆虫等小动物为食。冬季潜伏于土中休眠，春季出土后，在水中产卵、受精，受精卵在水中发育。幼体（即蝌蚪）形似鱼，有尾，以鳃呼吸，经过变态（即鳃退化，生成肺，长出四肢，尾消失）成为成体，到陆地上生活。两栖类在个体发育过程中，幼体在水中发育，成体陆生，繁殖仍在水中进行，因此在机能和结构方面具备适应水陆两栖的特征。两栖类的肺呈囊状，结构简单，还需皮肤辅助呼吸。脊柱已分化为颈椎、躯椎、骶椎和尾椎四部分，心脏为过渡式心脏，为不完全的双循环。

【实验对象】

蟾蜍。

【实验材料】

器材：解剖盘，解剖器，注射器，乙醚，纱布等。示教标本：蟾蜍脊柱标本，蟾蜍整装骨骼标本，循环系统解剖标本，雌、雄性生殖排泄系统解剖标本，青蛙的蝌蚪及变态标本，软骨鱼和硬骨鱼的躯椎与尾椎标本。

试剂：重铬酸钾和醋酸铅的饱和溶液

【实验步骤】

（一）外形观察

取一只活蟾蜍，放置解剖盘中观察。蟾蜍的身体背腹扁平，仅分为头、躯干、四肢，无明显的颈部且无尾。头部前端有口，具上、下颌，口的底部不停地起伏，为呼吸运动。头背面前端有一对外鼻孔，向内通入口腔前部上方的内鼻孔。眼有上、下眼睑（为陆生脊椎动物特征）和一透明的瞬膜，如触动其眼，可见只有下眼睑和瞬膜由下向上活动以遮盖眼球。眼后方有一圆形的鼓膜，其内为中耳。鼓膜后方有一长椭圆形的隆起，为耳后腺，可分泌白色浆液（即蟾酥）。前肢较短，具四指，在生殖季节，雄体的1~3指基部的内侧有黑色椭圆形的婚垫，雌性无。后肢较长而粗壮，具五趾，趾间有蹼，适于水中游泳。身体表面有许多小突起，为黏液腺，能分泌黏液以保持皮肤湿润，可溶解氧和二氧化碳，有辅助呼吸功能。体后端有尿殖肛孔（简称泄殖孔），为生殖、排泄、排遗通向体外的共同开口。观察完毕后放入玻璃缸中统一进行麻醉。

（二）解剖

取已麻醉的蟾蜍，放置解剖盘中，腹面朝上，用镊子提起后部腹壁，剪一横切小口，再自切口沿腹中线（稍偏左侧，因中线处有一腹静脉）向前剪，一直剪到下颌前端为止。剪时剪刀尽量与腹壁平行，以免剪破内脏。再在腹壁中部向两侧各剪一横口（注意切勿剪断腹静脉）。将腹壁向左右翻开，即露出胸腹腔。在腔的前部可见正在搏动的心脏，位于极薄而透明的心包膜内。用镊子夹住心后端的心包膜，剪破并轻轻撕开，露出心脏。观察心脏搏动，可见前后两部分交替收缩。前部壁薄，色较深，是左右两个心房。后部壁厚，色较浅，为单一的心室。用镊子提起心尖，可看到心脏背面有一个三角形的薄壁囊，为静脉窦，通右心房。动脉圆锥位于心室腹面的前部（接近两心房之间处）。看完心脏后，进行血管注射，以备观察循环系统。

用剪刀剪开两侧的口角，翻开下颌，露出口腔，可见上颌前端有一对小孔，即内鼻孔。下颌前缘着生一肉质舌，舌尖折向后，捕食时舌翻出口外。在口腔底部的后端，有一小圆形、较硬的结构，即喉头，其中央有一纵行裂口，即声门，向内通入气管、肺。喉头的背面为食管开口，这样，食物与气体的通路，即在口腔中形成交叉。

雌蟾蜍的腹腔内，常有一对很大的卵巢（呈黑色）遮盖着其他内脏，如妨碍观察，可把卵巢剪去一部分（但要留下与系膜相连的基部）。

1. 消化系统 分为消化管（包括口腔、食管、胃、小肠、大肠、泄殖腔、泄殖孔）和消化腺（包括肝和胰）。

（1）肝：位于心脏后方，呈紫褐色，分叶，肝叶之间有绿色卵圆形的胆囊。

（2）胃：位于肝的背面稍左侧，灰白色，是消化管最粗大的部分。

（3）食管：接于胃前端的较细部分，很短，前端开口于咽。

（4）小肠：接于胃后的细长弯曲部分。

（5）大肠：接小肠之后，粗大而直，末端膨大为泄殖腔（亦称尿殖肛腔），以泄殖孔通体外。

（6）胰：位于小肠和胃之间的系膜上，浅黄色，形状不规则。在胃和大肠之间的系膜上，有一深红色圆形的结构，是脾（属淋巴系统）。

2. 呼吸系统   肺：位于心脏背方两侧，呈淡红色，为一对薄壁囊。

3. 排泄系统

（1）肾脏：将胃以下的全部消化管轻轻翻到一侧，可见脊柱两侧有一对暗红色的长形器官，为肾脏，其后部外缘，各有一条很细的乳白色输尿管，向后通泄殖腔。肾脏腹面紧贴着一条粗线状的黄色腺体，为肾上腺（内分泌器官）。

（2）膀胱：为一个分成两叶的透明薄壁囊，连通于泄殖腔。尿液经输尿管流入泄殖腔，再进入膀胱贮存，当膀胱充满尿液时，再经泄殖腔由泄殖孔排出体外。

4. 生殖系统

（1）雌性生殖系统：卵巢分为多叶，位于肾脏内侧，其大小及颜色随卵发育的程度不同，变化很大。卵未成熟时为黄白色，较小，卵成熟时为黑色，很大。输卵管为一对白色长而曲折的导管，前端开口于卵巢的基部，后端膨大壁薄的部分为子宫（贮存成熟的卵），开口于泄殖腔（图5-1）。

（2）雄性生殖系统：睾丸（精巢）位于肾脏腹面内侧，淡黄或灰黄色，棒状，与肾脏之间有多条细管相连通。精子成熟后，即通过这些细管输入肾脏，再经输尿管入泄殖腔而排出体外。在体腔中靠近背面两侧，有一对白色弯曲的退化输卵管。

（3）脂肪体：位于卵巢或睾丸的前方，为一对呈黄色有多数指状分枝的结构，是贮存营养物质的器官（图5-1）。

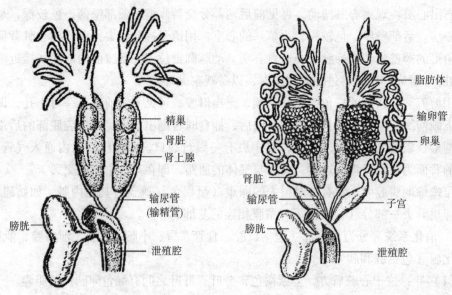

图5-1 蟾蜍的生殖系统

5. 循环系统

（1）心脏：是血液循环的中心，由静脉窦，左右心房、心室和动脉圆锥组成。

（2）动脉：外观一般呈淡红色，注射后呈黄色。

1）动脉干：紧接于动脉圆锥之前。用细镊子沿动脉干小心剥离开其他组织，以追踪动脉干的走向。可见动脉干分成对称的两大支，斜伸向左右两侧。每大支又分为三支，由前向后依次为颈总动脉、体动脉弓、肺皮动脉。可先追踪剥离一侧的血管，如果剥离坏了，可再剥另一侧的。

2）颈总动脉：从动脉干分出后不远又各分为两支，即外颈动脉（较细，在内侧）和内颈动脉（稍粗大，位于外侧），均输送血液到头部。内颈动脉的基部略膨大，为动脉球。

3）体动脉弓及其主要分支

左右体动脉弓：较粗大，各从食道外侧折向背外侧，再沿背壁后行，并各分出一条锁骨下动脉（分布到肩部和前肢）。后行至肾脏前方，便在中线上左右互相汇合为一条粗大的背主动脉，再沿中线后行。

腹腔系膜动脉：为背主动脉最前端分出的一条血管，分布于消化系统。

尿殖动脉：位于两肾之间，为背主动脉腹面分出的一列（四至六条）小血管，随即各分支向两侧通入肾脏、脂肪体、生殖腺及其导管（分支不要求观察）。

髂总动脉：为背主动脉末端分成的两支较大的血管，分别分布到左右后肢。

4）肺皮动脉：向背外侧斜行，并各再分成两支。一支为肺动脉，较细，通入肺。一支为皮动脉，较粗，分布到皮肤及背部体壁。

（3）静脉：外观一般呈暗紫色，注射后，可能亦呈黄色。

1）肺静脉：通左心房，专收集两肺的血液（含氧血）运回心脏。心脏中的乏氧血经肺动脉入肺，在肺内进行气体交换，成为含氧血，再经肺静脉回心脏，即称为肺循环（或小循环）。

2）体静脉：即收集肺以外身体各部分的血液（乏氧血）运回心脏的各静脉。

前、后腔静脉：前腔静脉为来自身体前部的一对（左右各一）大静脉，后腔静脉为来自身体后部单一大静脉，它们都通入静脉窦，再经右心房通心室。血液从心脏流出经各体动脉及其分支，流到身体各部，在各部中分成微血管，与其周围的组织进行物质交换（其中包括气体交换），然后经各分支静脉汇集到前、后腔静脉，再流回心脏，即称为体循环（或大循环）。

肝门静脉：为收集消化管的血液流入肝脏的一条粗大血管，在肝内分成微血管，以后再汇成一条粗短的肝静脉出肝，入后腔静脉。

6. 骨骼系统　骨骼有支持、保护和运动的机能，分为中轴骨和附肢骨。

（1）中轴骨：包括头骨、脊柱和胸骨。

1）头骨：观察头骨标本，后端有一圆孔，为枕骨大孔，其前方的空腔为颅腔，脑位于其中。枕骨大孔两侧有两个小突起，为枕髁。沿头骨前端及两侧边缘有呈半圆形的骨块为上颌骨，其下内侧相对的一条弧形骨块为下颌骨。上颌骨与下颌骨的后端形成可动关节，下颌活动可使口张开，便于主动摄食。

2）脊柱：分化为四部分，由前到后依次为颈椎（仅一块）、躯椎（七块）、骶椎

（一块）及尾杆（一块）。现以一块躯椎为模式，观察椎骨的一般结构。椎体，为椎骨腹面中央增厚的部分；椎弓，为椎骨背面两侧略呈弓形的部分；棘突，为两侧椎弓在背中线上愈合后突出的棘；横突，为椎骨两侧伸向外侧的较粗大突起；椎孔，为椎弓与椎体围成的孔道（较大），内有脊髓穿过。在脊柱的两侧面，每两个相邻椎骨之间，还各有一小孔，名椎间孔，为脊神经穿过处。由所有的椎骨连接成为脊柱。由各椎骨的椎孔连接成一管道，称为椎管，脊髓即位于其中。在掌握椎骨一般结构的基础上，进一步再观察颈椎与骶椎的形态。颈椎只有一块，呈环状，特名寰椎，椎体较薄，前端与枕髁构成关节，只能使头部向背腹面活动。骶椎也只有一块，横突特别粗大，与腰带相接，可增强后肢的支持运动机能。尾杆骨，为脊柱末尾的一根细长的骨杆，不分节。

3）胸骨：位于躯椎腹面相对的中轴线上，其两侧与肩带相连。

（2）附肢骨：包括前、后肢的带骨及游离肢骨。

1）前肢骨

肩带：左右肩带各呈弧形，腹端与胸骨相接，背端游离，在腹面外侧各有一关节窝，与游离前肢骨的近端成关节。

游离前肢骨：由多块长骨互相以关节相连而成，可以屈伸活动。与肩带相连的一根为肱骨，其余依次为桡尺骨、腕骨（多块）、掌骨（应为五根并列，但第一根退化），以后的几列都是指骨。

2）后肢骨

腰带：左右腰带正面观合成一"V"形，前端附着于骶椎横突末端的下方，后端膨大，左右互相愈合，愈合处外侧有一凹陷，称为髋臼，用以连接游离肢骨，形成关节。

游离后肢骨：与游离前肢骨结构基本相同，依次为股骨、胫腓骨、跗骨、跖骨及趾骨。

观察完毕后，将蟾蜍尸体投入指定容器，洗净并擦干解剖器材和解剖盘。

【结果与分析】

1. 根据解剖观察，绘制蟾蜍心脏及各部分与其相连的主要血管图。

2. 蟾蜍的血液从肠部流到肺，再流到肠部，应流经哪些血管及心脏的哪些部分？试按流经顺序写出它们的名称，并以箭头相连以示血流方向，再于各名称下面用红蓝色笔画线，表示其中血液的性质。

3. 分别写出蟾蜍的精子、卵和尿液排出体外所经过的各结构（按顺序写），并以箭头相连。

实验二　家兔的解剖

【实验目的】

掌握家兔的解剖方法，熟悉家兔内部构造及各器官之间的毗邻关系。

【实验原理】

哺乳动物属胎生的羊膜动物，胚胎在子宫内发育。哺乳动物也是恒温动物，恒温与呼吸系统和循环系统的进一步完善有关。肺的结构复杂，呈海绵状，由大量的肺泡构成，呼吸功能完善。哺乳动物的脊柱已分化为颈椎、胸椎、腰椎、骶椎和尾椎五部分，心脏属复合式心脏，循环途径属完全双循环。

【实验对象】

家兔。

【实验材料】

家兔固定盒，解剖器及解剖盘，纱布块，注射器，兔头骨、脊柱及四肢骨骼标本。

【实验步骤】

（一）外形观察

家兔全身被毛，身体明显分为头、颈、躯干、四肢和尾五部分。头分为前后两部分，眼前称颜面部，眼后称颅部。颜面部最前端有一对小鼻孔，其下有口，口有肉质的上、下唇，上唇分为两半，称兔唇。唇周围有长而稀疏的触须，有触觉功能。颅部两侧有长的耳壳，能向各方转动，收集声波。头的后方为颈部，颈部与躯干相连，躯干分为胸部与腹部。雌兔身体腹面有乳头 4～5 对。躯干部具四肢，前肢短，肘关节朝后，具五指。后肢长而膝关节朝前，具四趾，趾端有硬而钝的爪，适应于扒土。兔尾短，位于躯干末端，尾基部腹面有肛门。雌兔肛门前方有尿殖孔呈宽缝状，雄兔尿殖孔很小，位于阴茎末端。阴茎两侧皮肤隆起为阴囊，生殖季节睾丸下降于其中。

（二）家兔的处死

采用空气栓塞法。用固定盒固定家兔，从家兔耳缘静脉注入空气 4～5mL，形成空气栓塞，使家兔脑缺氧死亡。

（三）家兔的解剖

1. **骨骼系统** 包括中轴骨骼和附肢骨骼。观察兔整体骨骼示教标本。

（1）中轴骨骼：包括头骨、脊柱、胸骨和肋骨。

1）头骨：颅腔扩大，各骨互相连接牢固，保护机能加强。

2）脊柱：分颈、胸、腰、骶、尾五部分。

颈椎：共 7 个（为哺乳类特征，少数例外）。第 1 颈椎为寰椎，呈环形，前面有一对凹陷关节面，与头骨的枕髁相关联。第 2 颈椎为枢椎，椎体向前伸出，名为齿突，以此插入寰椎的椎孔，周围以韧带固定，成为寰椎转动的枢轴。寰椎和枢椎为陆生脊椎动物所特有，可使头的运动灵活。其余 5 个颈椎，形态大致相似。

胸椎：共 12～13 个，棘突甚长，斜向背后方，胸椎两侧与肋骨相关联。

腰椎：7个（或6个），椎体粗大，两侧有伸向前下方的长大横突。

骶椎：4个，成年后愈合为一块骶骨，前部以宽大的横突与腰带连接。

尾椎：约15个，越到后部者越小。

3）胸骨和肋骨

胸骨：位于腹壁中线上。

肋骨：是胸廓侧壁呈弧形棒状的骨骼。各肋骨的背端均连接胸椎，前部肋骨的腹端均与胸骨连接，中部肋骨各以软骨连于其前方肋骨上，后部肋骨腹端游离。由肋骨、胸骨和胸椎共同组成胸廓，包围胸腔，以加强保护内脏及增强呼吸运动。

（2）附肢骨骼：包括带骨及游离肢骨。

1）肩带及前肢骨

肩带：有肩胛骨和锁骨。肩胛骨为三角形扁骨，腹端有一关节窝，名肩臼，与前肢骨相关联。锁骨很细小，包埋于胸前肩部的结缔组织中。

前肢骨：由一系列长骨组成。分上臂骨（肱骨）、前臂骨（尺桡骨）、腕骨和手骨（掌骨与指骨）。

2）腰带及后肢骨

腰带：由一对髋骨构成，每块髋骨是由三块骨愈合而成。前部的一块名髂骨，其内侧中部与骶骨相接；后部背侧的一块名坐骨；腹面的一块名耻骨，左右二耻骨在腹中线连接，为耻骨联合。在三骨相连处有一关节窝，即髋臼，与股骨相关联。髋骨与脊柱的骶骨共同构成骨盆。

后肢骨：分大腿骨（股骨）、小腿骨（胫骨和腓骨）、踝骨和脚骨（跖骨与趾骨）。将处死的家兔仰卧解剖盘内，伸展四肢，然后润湿腹毛，并将毛分向两侧。然后左手用镊子夹起腹部皮肤，右手用解剖剪沿腹正中线从尿殖孔至下颌剪一纵切口，再用解剖刀分离切口两侧的皮肤和肌肉。用同样方法沿腹中线自后向前开腹壁直到胸骨后缘，再由此向两侧剪成横切口以暴露腹腔。剪时注意剪尖向上，切勿伤及内脏。沿胸骨两侧（约一寸）用解剖剪向前剪断肋骨，轻轻提起胸骨，用剪刀将下面的组织剥离（勿损伤血管）。然后小心地将胸廓前壁全部除掉。此时，观察胸腹腔内各器官的自然位置，然后按下列顺序进行观察。

2. 横膈膜和胸、腹腔　横膈膜是一较厚呈肌性膜状的膈，为哺乳动物的重要特征之一，分隔着胸腔和腹腔。在胸腔内有心、肺和食道，在腹腔内有消化系统的胃、肠、肝、胰和尿殖系统的肾、膀胱、生殖器等器官。

3. 消化系统　家兔的消化系统包括两大部分：消化管、消化腺。

（1）消化管：包括口、咽、食道、胃、肠。

1）口：切开口角，使口张大，口腔内有舌和异生齿，口腔上壁前部多皱褶为硬腭，后部为软腭。由于腭的存在，使内鼻孔后移于咽部，这样即使口腔内充满食物也能进行呼吸。

2）咽：位于软腭的后方，其中央有二孔，背侧为横裂的食道口，腹侧为纵裂的喉门，另外还有内鼻孔及耳咽管孔开口于咽部。

3）食道：咽以后有管状的食道，经胸腔，再穿过膈与腹腔的胃相连。

4）胃：是横卧于腹腔内的囊状体。胃的表面为腹膜所包裹着，向后延伸为大网膜，观察时要轻轻将它移去。胃的外侧突面称胃大弯，内侧凹面称胃小弯。胃的前端经贲门与食道相连，胃的后端经幽门通入十二指肠。

5）肠：肠分为小肠（十二指肠、空肠、回肠）、大肠（盲肠、结肠、直肠）。家兔肠的长度为体长的8~10倍，这与草食性有关。回肠与结肠之间有一扩大的圆小囊，自圆小囊分出一支粗大的盲支即为盲肠，前段粗大，表面见螺旋缢痕，占据腹腔大部空间，有消化纤维的功能。盲肠末端突然变细，外表光滑，称为蚓突，即阑尾。直肠末端开口于肛门。

（2）消化腺：包括唾液腺（略）、肝脏和胰腺。

1）肝脏：肝脏盖在胃上，红褐色，分为四大叶和一小叶。右中央叶表面有长圆形绿色的胆囊，输胆管开口于近幽门处的十二指肠。

2）胰腺：胰腺分散在胃和十二指肠弯曲处的肠系膜上，为淡红色不规则脂肪状，由胰管开口于十二指肠。

另外，在胃左后方附有暗红色带状的脾，属于淋巴系统。

4. 呼吸系统　呼吸系统包括鼻、喉、气管、肺。

（1）鼻：空气自两个外鼻孔进入鼻腔，经内鼻孔入喉。

（2）喉：由多块软骨构成。当吞咽时，会厌软骨就盖住喉门，以防止食物误入气管。

（3）气管：喉下接气管，气管有许多半环状软骨支持着，气管下分左右两条支气管入左右肺。

（4）肺：肺位于胸腔两侧，分为左右肺，呈海绵状，共分为五叶。支气管在肺内一再分支，最后成为细支气管，其末端膨大成囊状，囊内分隔成许多肺泡。肺泡是哺乳动物特有的构造，上面密布毛细血管网，以进行气体交换。

5. 泌尿系统　兔的泌尿系统包括肾脏、输尿管、膀胱和尿道四部分。

（1）肾脏：肾脏呈暗红色蚕豆形，位于腹腔腰部脊柱两侧。右肾略前，左肾略后，两肾内侧缘凹陷处为肾门。肾的前方是一对黄色豆形的肾上腺。

（2）输尿管：输尿管自肾门发出沿脊柱两侧后行，开口于膀胱。

（3）膀胱和尿道：膀胱位于直肠腹面，为白色梨形肌肉囊，其基部窄，通入尿道。雌性尿道经尿道口开口于前庭，并经尿殖孔通体外。雄性尿道也供排精用，经阴茎及阴茎末端的尿殖孔通体外。

6. 生殖系统

（1）雄性生殖系统

1）睾丸：雄兔的一对睾丸呈椭圆形，位于阴囊中。可用手将睾丸挤出阴囊，可看到睾丸经弯曲细管状的附睾连于输精管。

2）输精管：为白色细管，常与血管、神经伴行，并被结缔组织膜所包裹，形成精索，经腹股沟进入腹腔，输精管后端在膀胱基部从背侧开口于尿道，尿道通过阴茎，由尿殖孔通出体外。

（2）雌性生殖系统

1）卵巢：为一对扁的椭圆形小体，表面通常不光滑呈颗粒状，由系膜悬挂在两肾后方的背壁上。

2）输卵管：为一对弯曲的细管，位于卵巢外侧，悬挂在系膜上。输卵管较短，其前端细而弯曲，开口处膨大，称喇叭口，而后端逐渐膨大成子宫。

3）子宫：子宫为左右两输卵管后端膨大部分。兔为双子宫，左右两子宫后端在膀胱的背面联合成阴道。阴道为一宽阔的管道，位于尿道和直肠之间，其后端经阴道孔开口于前庭（尿殖窦），由尿殖孔通体外。

7. 循环系统　包括心脏、血管（动脉、静脉）和血液。

（1）心脏：位于胸腔前部两肺之间，并包以一层薄而透明的心包膜。心脏的前部被胸腺所覆盖着，观察时先除去胸腺。剪开心包膜，并要细心分离从心脏发出的和进入心脏的血管。心脏分四室，即左、右心房和左、右心室，动脉圆锥和静脉窦退化消失。右心房、右心室为静脉血，左心房、左心室为动脉血，心脏再没有混合血，动脉血和静脉血因而分流，形成了完全的双循环。左房室孔有二尖瓣，右房室孔有三尖瓣，心室与主动脉弓之间有半月瓣。由于这些瓣膜的存在，血液只能沿一定方向和路线进行循环，不会逆流。

（2）动脉：色浅、管腔细、管壁厚，常位于深层。着重观察以下血管：

1）主动脉弓：较为粗大，由左心室发出，向前不远即弯向心脏的左背方，此弓形部分称主动脉弓。在主动脉弓上，自右至左顺次分出三条血管：①无名动脉：自主动脉弓发出后向前不远随即又分成右锁骨下动脉和右颈总动脉，分别分布于右前肢和头部右侧。②左颈总动脉：是主动脉弓发出的第二分支，分布于左侧的颈部和头部。③左锁骨下动脉：是主动脉弓发出的第三分支，主要分布在左前肢。要细心地剥离主动脉弓上的脂肪和结缔组织，分离出这三条血管。

2）背主动脉：主动脉弓在分出左锁骨下动脉后，向左方心脏背侧沿胸腔和腹腔的背壁后行，称背主动脉。背主动脉在腹腔内又发出许多分支到各脏器。

3）肺动脉：右心室发出后立即弯向背侧，分成左右两支入肺。

（3）静脉：色深，管腔粗，管壁薄，常位于浅层，故解剖时须加倍小心，慢慢剥离，再行观察。

1）前腔静脉：分左右两条，位于心脏的前方，分别收集左右颈总静脉和左右锁骨下静脉的回心血，在右心房的前方入心脏。

2）后腔静脉：是一条粗大的血管，位于心脏后方。后腔静脉接受肝静脉、肾静脉、髂总静脉等回心血，在右心房的后部入心脏。

3）肺静脉：左右两条肺静脉接受两肺回心的血，在心脏的背面注入左心房。

4）肝门静脉：为消化系统各器官的静脉汇成的一支粗大的血管，进入肝内再次分支形成毛细血管网，再汇集成肝静脉入后腔静脉。

【结果与分析】

1. 家兔的血液如果从后腔静脉经心脏再流到身体后部，必须流经心脏的哪些部分和哪些血管？按流经顺序依次写出它们的名称，并以箭头相连以示血流方向，再于各名称下用红蓝色笔画线，以表示其中的血液性质。

2. 分别写出雌、雄家兔的尿液及卵子、精子自形成器官排出体外所经过的各器官名称（按顺序写）。

实验三　动物细胞的基本形态与结构

【实验目的】

掌握光学显微镜下动物细胞的基本形态，了解细胞形态结构与功能的相适应性；初步掌握临时制片和显微绘图的方法。

【实验原理】

细胞的形态结构与其功能相适应是细胞的共同特性，在分化程度较高的细胞中更为明显，这种相适应性是生物漫长进化过程中形成的。例如：上皮组织的细胞排列紧密，形成膜状，覆盖在躯体的外表面或衬在体内各种管道和上皮性囊腔的内表面，起着保护、吸收、分泌、排泄等作用；具有收缩机能的肌细胞伸展为细长形；具有感受刺激和传导冲动机能的神经细胞有长短不一的树枝状突起；游离的血细胞为圆形、椭圆形或圆饼形。

【实验对象】

蟾蜍。

【实验材料】

器材：光学显微镜，解剖镊，解剖剪，毁脊针，载玻片，盖玻片，培养皿，吸管，牙签，纱布，脱脂棉，吸水纸，酒精棉球。

试剂：1% 甲苯胺蓝，1% 碘液，甲基蓝，Ringer 液，生理盐水。

【实验步骤】

1. **制备蟾蜍脊髓压片，观察脊髓前角运动神经细胞**　取蟾蜍一只，用双毁脊法破坏脑和脊髓。在口裂处剪去头部，除去延脑，剪开椎管，可见乳白色脊髓，取下脊髓放在平皿内，用 Ringer 液洗去血液后放在载玻片上，剪碎。将另一载玻片压在脊髓碎块上，用力挤压。将上面的载玻片向一边顺着下面的载玻片慢慢抽下来（切勿将载玻片直接揭开）。在压片上滴一滴甲苯胺蓝染液，染色 10 分钟，盖上盖玻片，吸去多余染液。

在显微镜下观察，染色较深的小细胞是神经胶质细胞。染成蓝紫色的、大的、有多个突起的细胞是脊髓前角运动神经细胞，胞体呈三角形或星形，中央有一个圆形细胞核，内有一个核仁。

2. **蟾蜍骨骼肌细胞的剥离与观察**　剪开蟾蜍腿部皮肤，剪下一小块肌肉，放在载玻片上，用镊子和解剖针剥离肌肉块成为肌束，继续剥离，可得到很细的肌纤维（肌细胞），尽可能拉直肌纤维。在显微镜下观察，肌细胞为细长形，可见折光不同的横纹，每个肌细胞有多个核，分布于细胞的周边。

3. **蟾蜍肝脏压片的制备与观察**　剪开蟾蜍腹腔，取一小块（$2 \sim 3mm^3$）肝组织放在平皿内，用 Ringer 液洗净，用镊子轻压将肝中的血挤出。然后放在载玻片上，制片方法同脊髓压片。染色用甲基蓝。显微镜下观察可见肝细胞核染成蓝色，肝细胞紧密排列，挤成多角形。

4. **蟾蜍血涂片的制备与观察**　取一滴蟾蜍血液，靠近一端滴在载玻片上．将另一载玻片的一端以45°紧贴在血滴的前缘，均匀用力向前推，使血液在载片上形成均匀的薄层，晾干。显微镜下观察可见蟾蜍的红细胞为椭球形，有核。白细胞数目少，为圆形。

5. **人口腔上皮细胞标本的制备与观察**　用牙签刮取口腔上皮细胞，均匀地涂在载玻片上（不可反复涂抹），滴加一滴甲苯胺蓝染液，染色5分钟，盖上盖玻片，吸去多余染液。显微镜下观察可见覆盖口腔表面的上皮细胞为扁平椭圆形，中央有椭圆形核，染成蓝色。

【结果与分析】

按实验教材中的描述，在显微镜下找到各种不同的细胞，分析各种不同细胞的形态与其功能的关系，绘制各种不同细胞的形态图。

实验四　染色体 G 显带技术

【实验目的】

掌握 G 显带染色体标本的制作过程；通过 G 显带核型分析，了解小鼠各条染色体 G 带的带型特征。

【实验原理】

染色体显带技术是在非显带技术的基础上发展起来的，它能显示染色体本身更细微的结构，有助于准确识别每一条染色体及诊断染色体异常疾病。

染色体显带技术是染色体标本经过一定处理，并用特定染料染色，使染色体显现明暗或深浅相间的横行带纹。通过显带技术，使各条染色体都显现出独特的带纹，这就构成了染色体的带型。每对同源染色体的带型基本相同而且稳定，不同对染色体的带型不同。

根据显带方法不同可分为 Q 显带、G 显带、C 显带、T 显带等，其中 G 显带技术最为常用。将染色体标本用碱、胰蛋白酶或其他盐溶液处理，使染色体上的蛋白质变性，再用 Giemsa 染液染色，普通显微镜下可观察到深浅相间的带纹，易着色的阳性带（Positive Band）为富含 A – T 的染色体节段，相反，G – C 含量多的节段则不易着色，为阴性带（Negative Band）。G 显带方法简便，带纹清晰，染色体标本可以长期保存，因此被广泛用于染色体病的诊断和研究。

本实验采用小鼠骨髓细胞染色体标本，进行 G 显带及 G 显带核型分析。小鼠是遗传学研究常用的实验动物，其染色体数目是 40 条，正常小鼠的核型对肿瘤研究、杂交细胞染色体的分析，以及基因定位等工作都是必要的。

【实验对象】

昆明种小鼠。

【实验材料】

器材：光学显微镜，37℃水浴箱，普通冰箱，立式染缸，切片架，切片盒，烧杯，量筒，直头小吸管，pH 试纸，吸水纸，香柏油，二甲苯，擦镜纸，镊子。

试剂：秋水仙素，生理盐水，Giemsa 染液，0.25% 胰蛋白酶溶液。

【实验步骤】

（一）小鼠染色体标本制备

1. **注药** 取 18～22g 小鼠，处死前 2～3 小时腹腔注射秋水仙素，每 10g 体重注射 0.04% 秋水仙素 0.1mL，以积累分裂相细胞。

2. **处死** 脱颈椎法处死小鼠，即用左手拇指、食指固定小鼠头后部，右手捏住鼠尾，用力向后上方牵拉，使小鼠颈椎脱臼死亡。

3. **取骨髓** 用剪刀剪开后肢的皮肤和肌肉，取出股骨，用一小块纱布来回搓干净附在骨上的血渍和肌肉残渣。剪掉少许股骨两端膨大的关节头（注意：两端的骨髓中含有很多的分裂相细胞，不宜剪去太多），吸取 3mL 低渗液于小平皿中，用剪刀尽量剪碎股骨，漂洗，然后将上清液吸入 15mL 离心管中。

4. **低渗** 将装有低渗细胞悬液的离心管置 37℃水浴 20 分钟。低渗处理可借渗透作用使细胞膨胀，染色体铺展，还可使黏附于染色体的核仁物质散开，使染色体分散良好。

5. **预固定** 取出离心管，在细胞悬液中加入 2～3 滴新配制的固定液（甲醇∶冰醋酸 =3∶1），立即用吸管吹打均匀，经 1500r/min 离心 8 分钟，吸去上清，留沉淀物。

6. **固定** 加入固定液 5mL 于离心管，用吸管打散细胞团成均匀悬浮液，室温固定 15 分钟，然后以 1500r/min 离心 8 分钟，吸去上清。重复固定一次，步骤同上，离心后吸去上清，再加入 1～2 滴固定液。

7. **滴片**　将细胞团吹打均匀，取出事先在冰水中预冷的载玻片，立即吸取细胞悬液，距载玻片大约30cm的高度滴片，滴加的悬液不能重叠，立即对准玻片吹气使细胞迅速分散。每个样品制2~3张玻片，空气中自然干燥，待晾干后染色。

（二）G显带

1. **消化**　将配制好的0.25%胰酶溶液装入立式染色缸中并调pH值至7.0，将其放入37℃恒温水浴箱中预温。取染色体制片置胰酶缸中处理5~30秒，期间要不断地轻轻摇动，使胰酶处理均匀。

2. **漂洗**　立即取出玻片放入生理盐水中冲洗两次，用滤纸吸去多余水分。

3. **染色**　将标本浸入37℃预温的Giemsa染液〔1∶10的Giemsa原液和PBS（pH6.8）〕中染色15~20分钟。

4. **漂洗**　将标本用自来水冲洗（冲洗要小心）、晾干或用滤纸吸干。

5. **分析**　显微镜下观察染色体显带效果。先在低倍镜下选择分散良好的分裂相，然后转换油镜观察其显带的情况（若染色体未出现带纹，则为显带不足，若染色体边缘发毛为显带过头，此时应根据具体情况增减胰蛋白酶处理时间重新处理一张标本）。依次找出各号染色体和性染色体，绘成草图。各染色体的位置、形状大小尽量真实（不必绘出带型），并在各染色体旁边标明染色体序号。

6. **照相**　挑选出数目完全且带纹清晰的分裂相，进行显微照相、冲洗、放大，制成小鼠骨髓细胞染色体标本G显带中期分裂相照片。

【结果与分析】

1. 获得带纹清晰的小鼠骨髓细胞染色体G显带标本。
2. 在显微镜下观察染色体G显带核型，进行染色体分析。

实验五　细胞原代培养

【实验目的】

初步掌握细胞原代培养的基本方法和步骤，并熟悉其原理；了解无菌操作在细胞培养中的重要性，培养严谨的科学作风。

【实验原理】

体外培养的细胞直接从机体获得。大多数细胞在体外培养时能贴附在支持物表面生长，称贴附型生长细胞；少数种类的细胞在培养时不贴附于支持物上，而呈悬浮状态生长（如某些癌细胞和血液白细胞），称悬浮型生长细胞。本实验包括小鼠脾淋巴细胞悬浮培养与大鼠乳鼠肾脏皮质细胞贴壁培养。

【实验对象】

昆明种小鼠、大白鼠乳鼠（出生 3~7 天）。

【实验材料】

器材：CO_2 培养箱，超净工作台，倒置显微镜，冰箱，鼓风干燥箱，离心机，高压灭菌器，分析天平，玻璃培养皿，三角瓶，96 孔细胞培养板，培养瓶，200 目细胞筛，注射器针芯，移液管，吸管，量筒，pH 试纸，眼科剪，镊子，棉球，酒精灯，火柴，试管架，记号笔。

试剂：刀豆蛋白 A（ConA），Tris 碱，RPMI 1640 培养液，青霉素，链霉素，小牛血清，分析纯 NH_4Cl，75% 乙醇，0.25% 胰蛋白酶溶液，Hanks 液。

【实验步骤】

（一）小鼠脾淋巴细胞悬浮培养

颈椎脱臼处死小鼠，75% 乙醇浸泡 3 分钟。（以下步骤均在超净台中进行）无菌取出脾脏，用针芯研磨使细胞通过 200 目细胞筛而进入适量无血清 RPMI 1640 培养液中。1500r/min 离心 10 分钟，弃上清，加入适量 0.83% Tris – NH_4Cl，室温放置 5 分钟，裂解红细胞后 1500r/min 离心 10 分钟，弃上清，加入无血清 RPMI 1640 培养液洗涤细胞 2 次，每次 1500r/min 离心 10 分钟，弃上清，最后加入 1~2mL 完全 RPMI 1640 培养液（含 10% 小牛血清，青链霉素双抗），调节细胞悬液密度为 $1 \times 10^6/mL$，接种至 96 孔细胞培养板。试剂加入如下：

对照组：细胞悬液 100μL、完全 RPMI 1640 培养液 100μL。

刺激组：细胞悬液 100μL、完全 RPMI 1640 培养液 94μL、ConA 6μL。

置于 37℃、5% CO_2 培养箱中培养 42 小时后，在倒置显微镜下观察，拍照比较对照组与 ConA 刺激组的不同。

（二）大鼠乳鼠肾脏皮质细胞贴壁培养

1. **取材**　将乳鼠置于培养皿中，行断颈术。用 75% 乙醇消毒背部两次，用剪刀将背部皮肤剪除。换眼科直头小剪，在腰背部沿脊柱一侧作切口，取出肾脏置一无菌培养皿中，除去包膜及髓质，皮质用清洗液冲洗后剪碎（小于 $0.5mm^3$），再用清洗液冲洗两次，尽可能将血细胞清除干净，至清洗液清亮为止。

2. **消化**　将剪碎的组织块用小吸管移到盛有消化液的三角瓶中，吹打均匀，加盖塞严，置 37℃ 温箱中消化 30 分钟。

3. **终止消化**　将消化好的细胞从温箱取出（注意不要摇动），置超净台中，用小吸管沿液面将三角瓶中的消化液吸出弃掉。加入 5mL 清洗液，轻轻吹打，待沉淀后，将清洗液吸除，以终止消化作用。

4. **制成单细胞悬液**　在终止消化后的细胞中加入 10mL 培养液轻轻吹打，使松散的细胞团及组织块更加松散、分离，尽可能使该培养液成为单细胞悬液，这样有利于上皮细胞贴壁生长。

5. 分装培养 将细胞悬液吹打均匀后，用吸管平均分装在两个培养瓶中，每瓶 5mL。用记号笔做好标记，注意识别细胞贴壁面。置于 37℃、5% CO_2 培养箱中，每日在倒置显微镜下观察细胞的生长情况，待有一定数量的细胞贴壁后即可换液。

6. 换液 将培养瓶中旧培养液倒掉，随后将细胞贴壁面朝上，加入新配制的培养液，最后将培养瓶轻轻翻转，使培养液覆盖细胞面，继续进行培养。

【结果与分析】

1. 在倒置显微镜下可以观察到活的淋巴细胞。同时，可以观察到悬浮培养的脾淋巴细胞在 ConA 的刺激下快速增殖，形成淋巴母细胞克隆。

2. 观察细胞是否被污染，若已经污染要分析实验操作过程中可能污染细胞的步骤。

3. 在倒置显微镜下观察原代培养的贴壁细胞与悬浮细胞的生长有什么不同。观察贴壁的肾皮质细胞生长 24、48 小时后的形态及胰酶消化前后细胞形态的不同。

实验六　细胞传代培养

【实验目的】

了解细胞传代的一般方法和步骤；进一步熟悉细胞培养的基本原理及培养过程中无菌操作的概念和技术。

【实验原理】

当培养的细胞增殖达到一定密度后，将会出现密度抑制现象，表现为细胞的生长和分裂速度逐渐减慢，甚至停止。此时如果不及时进行分装再培养，即传代培养，细胞将逐渐走向衰老、死亡。将培养的细胞从一个容器以 1∶2 或其他比率转移到其他容器中扩大培养，称为传代培养。贴附型生长细胞采用酶消化传代法，而悬浮型生长细胞则采用直接传代法或离心传代法，以下将分别加以介绍。

【实验对象】

HeLa 细胞或 T47D 细胞。

【实验材料】

器材：CO_2 培养箱，超净工作台，倒置显微镜，鼓风干燥箱，离心机，高压灭菌器，分析天平，培养瓶，离心管，吸管，移液管，各类吸头，酒精灯，试管架，酒精棉球，记号笔。

试剂：RPMI 1640 或 DMEM 培养液，小牛血清，青霉素，链霉素，0.25% 胰蛋白酶溶液，Hanks 液。

【实验步骤】

(一) 贴附型生长细胞的传代

贴附型生长的细胞采用酶消化的方法进行传代，具体步骤如下：

1. 细胞的清洗　取已长成或接近长成致密单层的 HeLa 或 T47D 细胞（或原代培养细胞）一瓶，倒去培养液，加入 2～3mL Hanks 清洗液，轻轻振荡漂洗细胞后倾去清洗液，以去除残留的培养液和衰老脱落的细胞及其碎片。

2. 消化　加入适量（盖满细胞面即可）0.25%胰蛋白酶溶液，室温下（或37℃）消化 2～3 分钟后，倒置显微镜下观察细胞面，待培养细胞变成圆形时即可快速倒去消化液（如消化程度不够时可延长时间）；再加 Hanks 清洗液轻轻清洗一遍后倾出或直接进行下一步操作。如在酶消化过程中，见细胞大片脱落，表明消化过度，此时为避免细胞大量丢失，不应倒去消化液，而要加入等量的培养液吹打，收集细胞，800r/min 离心 5 分钟后弃去上清液，再进入下一步。

3. 接种　在培养瓶中加入 3mL 培养液（含10%血清）以终止消化。用吸管反复吹打瓶壁上的细胞层，直到全部细胞被冲下，轻轻吹打混匀，制成单细胞悬液。按 1:2 或 1:3 分配，接种到 2～3 个培养瓶内，再向各瓶补加培养液到 5mL，也可以取细胞悬液计数，分别按需要的细胞浓度接种到一定数量其他的培养瓶中，再补足培养液进行培养。

原代培养的细胞首次传代时，细胞接种数量要多一些，以使细胞尽快适应新环境，利于细胞生存和增殖，随消化分离后的组织块也可一并传入新的培养瓶（图 5-2）。

4. 观察　细胞传代后，每天应对培养细胞进行观察，注意有无污染、培养液的颜色变化情况、细胞贴壁和生长情况等，若细胞贴壁存活则称为传代一次。

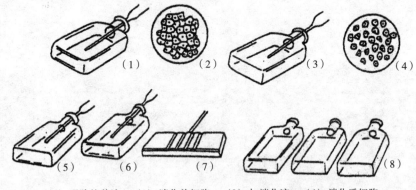

（1）吸除培养液　（2）消化前细胞　（3）加消化液　（4）消化后细胞
（5）冲洗　（6）加培养液吹打　（7）计数　（8）分装

图 5-2　传代培养步骤

（二）悬浮型生长细胞的传代

因悬浮型生长细胞不贴壁，故传代时不必采用酶消化法，而可直接传代或离心收集细胞后传代。

1. 直接传代 直接传代即让悬浮细胞慢慢沉淀在瓶底后，将上清液吸掉 1/2～2/3，然后用吸管吹打形成细胞悬液后再传代。

2. 离心传代

（1）在超净台内用吸管将培养瓶中的细胞吹打均匀，尤其是将半贴壁的细胞吹打起来。

（2）将细胞悬液吸入离心管中，盖紧胶盖，与另一离心管配平后，置离心机中 800～1000r/min 离心 5 分钟。

（3）回到超净台操作，弃上清液，加入适量新培养液，用吸管吹打均匀，制成单细胞悬液。

（4）按 1∶2 或 1∶3 分配传代培养，也可以计数后根据所需要的细胞浓度传至已准备好的新培养瓶或培养皿中，放入 CO_2 培养箱中继续培养。

【结果与分析】

1. 根据细胞种类和状态的不同，细胞消化时间会有所差异，在你的实验过程中，细胞消化的程度如何？消化结束时你是如何及时终止此过程的？

2. 在细胞传代后，细胞重新贴壁大概用了多长时间？观察细胞从一次传代后到下一次传代所经历的生长过程。

下篇 中医学综合实验指导

第六章 验证性实验

实验一 金匮肾气丸对肾阳虚证模型小鼠抗寒抗疲劳能力的改善效果观察

【实验目的】

本实验以外源性糖皮质激素（氢化可的松琥珀酸钠）制作小鼠肾阳虚模型，观察小鼠的一般情况和抗寒、抗疲劳的能力，并以补肾方剂——金匮肾气丸进行佐证，验证中医肾阳虚证模型的造模方法，加深学生对肾阳虚证和金匮肾气丸治疗作用的认识。

【实验原理】

用一定剂量的外源性糖皮质激素（如氢化可的松琥珀酸钠）使垂体前叶的促肾上腺皮质激素（ACTH）释放受抑，转而使肾上腺皮质分泌类固醇激素减少，动物出现耗竭现象，如拱背、蜷曲、游泳和耐寒时间缩短，畏寒肢冷且挤卧在一起，制作成功肾阳虚小鼠模型后，再灌服补肾阳代表方剂——金匮肾气丸，比较观察三组动物的变化。

【实验对象】

清洁级昆明种小鼠，体重 18g±2g。

【实验材料】

器材：注射器，剪刀，镊子，天平，游泳池。
试剂：氢化可的松琥珀酸钠，金匮肾气丸。

【方剂解读】

金匮肾气丸出自《金匮要略》一书。它由炮附子、熟地黄、山茱萸、泽泻、肉桂、丹皮、山药、茯苓八味药组成。功效是温化肾气，温补肾阳。主治肾阳不足，症见腰膝酸软，下半身常有冷感，少腹拘急，烦热不得卧而反倚息，小便不利或小便过多，阳痿精冷，舌质淡而胖，脉虚弱，尺部沉微，以及痰饮、消渴、脚气等证。

方中熟地黄甘温，滋阴补肾为主药；辅以山茱萸、山药补肝益脾，以补充精血，山茱萸酸，微温，补肝肾、涩精气；再配少量附子、肉桂温肾助阳，补命门真火，引火归原；佐以泽泻通调水道，泄肾中水邪；茯苓健脾渗湿，以丹皮清泄肝火，并制山茱萸的温涩。

【实验步骤】

1. **试剂的配制**　氢化可的松琥珀酸钠注射液：以生理盐水稀释成浓度为 1mg/0.1mL，每次注射前摇匀。

2. **标号与分组**　以市售染发剂进行标号（标号方法请参见本书第三章第四节"分组、编号及标记方法"），后随机将小鼠分为正常对照组、模型组和治疗组（给予金匮肾气丸治疗），每组 10 只。

3. **造模与给药**　实验开始的第 1 天，造模组与给药组每日每只小鼠大腿外侧肌肉注射氢化可的松琥珀酸钠 1mg，共注射 8 天，正常对照组则每日每只小鼠注射生理盐水 0.1mL，共 8 天。于造模当天治疗组给予金匮肾气丸临床等效量灌胃（剂量为 0.1g/100g 体重），每日 1 次。正常对照组和模型组则灌服等体积的生理盐水。观察小鼠在每天注射氢化可的松琥珀酸钠后的体征表现，并进行记录（最好留录像资料）。

4. **称重**　试验中每天称取小鼠的体重，记录在下面表格中（表 6-1）。

表 6-1 小鼠体重记录表

（单位：g）

分组	正常对照组										模型组										治疗组									
编号	1	2	3	4	5	6	7	8	9	10	1	2	3	4	5	6	7	8	9	10	1	2	3	4	5	6	7	8	9	10
第一天																														
第二天																														
第三天																														
第四天																														
第五天																														
第六天																														
第七天																														
第八天																														

5. 冰水实验 于实验的第 8 天，分别取三组小鼠各 10 只同时放入 4℃ 冰水中，计算其在冰水中游泳疲劳直至死亡的时间（表 6-2）。

表 6-2 小鼠游泳疲劳直至死亡时间

（单位：秒）

动物标号	正常对照组	模型组	治疗组
1			
2			
3			
4			
5			
6			
7			
8			
9			
10			

6. 取材 待小鼠死亡后立即取出，迅速在冰上摘取全脏器，计算各脏器指数。计算公式：各脏器指数 = 脏器重量/体重 × 100%（表 6-3）。

表 6-3 各组实验小鼠的脏器指数比较

标号	正常对照组			模型组			治疗组		
	体重（g）	脏器重量（g）	脏器指数（%）	体重（g）	脏器重量（g）	脏器指数（%）	体重（g）	脏器重量（g）	脏器指数（%）
1									
2									
3									
4									
5									
6									
7									
8									
9									
10									

7. 统计学处理 使用 SPSS10.0 统计软件，用单因素方差分析方法进行数据统计。

【注意事项】

1. 冰水游泳实验时注意防止小鼠之间的踩踏，因此一定注意保持小鼠之间的隔离。

2. 动物游泳时注意标号是否牢固，以免各组之间混淆。

【结果与分析】

1. 一般情况，造模小鼠在注射氢化可的松后可逐渐出现委靡不振、竖毛、拱背少动、反应迟钝等肾阳虚现象，伴随体重下降或体重不增，灌服金匮肾气丸后动物的上述表现有所改善。

2. 对冰水游泳直至死亡时间的改善作用：肾阳虚小鼠冰水中游泳直至死亡的时间明显短于正常组，二者比较具有统计学意义，而金匮肾气丸治疗组与模型组比较，药物能够显著延长肾阳虚小鼠的游泳疲劳直至死亡的时间。

3. 脏器指数的计算结果显示，模型组动物各脏器指数均有所下降，而金匮肾气丸能够改善上述变化。

【探索问题】

1. 外源性肾上腺素导致肾虚的机制是什么？
2. 肾阳虚的基本表现是什么？
3. 补肾的方剂有哪些？如何选择补肾阳的方剂？
4. 金匮肾气丸发挥作用的机制是什么？

实验二　麻黄汤不同组分配伍对正常大鼠汗液分泌的影响

【实验目的】

观测服用麻黄汤及其不同组分后，大鼠汗液分泌的变化，初步了解麻黄汤不同组分配伍发汗效果，加深学生对传统中医方药配伍理论中君、臣、佐、使药物作用的认识，同时培养学生进行现代化方剂研究的思路。

【实验原理】

本实验根据大鼠足跖部肉垫上有汗腺分布，其汗液分泌的多少可利用碘与淀粉遇汗液即可产生紫色反应的原理进行定性，并且大鼠腋窝和足趾部皮肤有汗腺，也可根据汗腺导管扩张的程度和汗腺细胞中的空泡发生率来定性和定量分析发汗的效果。

【实验对象】

清洁级 SD 大鼠，雄性，体重 180g±20g。

【实验材料】

器材：灌胃针，大鼠固定器，放大镜，组织剪，弯镊，弯钳。

试剂：麻黄汤（麻黄汤组成：每30mL 药液中含麻黄9g、桂枝6g、杏仁9g、甘草3g）及不同组分配伍水煎液，蒸馏水，无水乙醇，和田－高垣试剂，4%多聚甲醛固定液。

【方剂解读】

麻黄汤出自张仲景的《伤寒论》，由麻黄三两、去节，桂枝二两、去皮，杏仁七十个、去皮尖，甘草炙一两组成。主治外感风寒表实证。症见恶寒发热，头痛身疼，无汗而喘，舌苔薄白，脉浮紧。本方常用于普通感冒、流行性感冒、小儿高热、支气管哮喘等属风寒表实证者。

方解：麻黄味苦辛，性温，为肺经专药，能发越人体阳气，有发汗解表、宣肺平喘的作用，所以是方中的君药，并用此作为方名。由于营涩卫郁，单用麻黄发汗，但解卫气之郁，所以又用温经散寒、透营达卫的桂枝为臣，加强发汗解表而散风寒，除身疼。本证之喘，是由肺气郁而上逆所致，麻黄、桂枝又都上行而散，所以再配降肺气、散风寒的杏仁为佐药，同麻黄一宣一降，增强解郁平喘之功。炙甘草既能调和宣降之麻、杏，又能缓和麻、桂相合的峻烈之性，使汗出不致过猛而伤耗正气，是使药而兼佐药之义。麻黄得桂枝，一发卫分之郁，一透营分之邪，所以柯琴评麻黄汤曰："此为开表逐邪发汗之峻剂也。"

【实验步骤】

1. **试剂的配制**　和田－高垣试剂的配制方法：A 液：取碘 2g 溶于 100mL 无水乙醇即成。B 液：取可溶性淀粉 50g、蓖麻油 100mL，两者均匀混合而成。

2. **大鼠临床等效量的计算**　60kg 体重的人麻黄汤的使用量是麻黄 9g、桂枝 6g、杏仁 9g、甘草 3g，总质量设为 A，把 A 溶在 30mL 纯净水当中，则人每千克体重的使用容积是 0.5mL/kg，大鼠是人用药量的 20 倍计算，则大鼠用量为 1mL/100g。

3. **分组与给药**　取体重相近的成年大鼠，用棉签蘸取无水乙醇轻轻将足跖部污物擦洗干净，称重、编号。结合对麻黄汤方剂组成的传统认识，以麻黄为中心，其他药味为因素，采用正交法进行拆方，设计三因素、二水平的正交表进行试验，考虑方中各药味之间的协同作用，形成如下不同配伍组合：①麻黄。②麻黄、桂枝。③麻黄、杏仁。④麻黄、甘草。⑤麻黄、桂枝、杏仁。⑥麻黄、桂枝、甘草。⑦麻黄、杏仁、甘草。⑧麻黄、桂枝、杏仁、甘草。再加上对照组，共计 9 组，每组 8 只。治疗组灌服临床等效量的相应治疗药物，而对照组则灌服同体积同温度的生理盐水。

4. **汗点的观察**　给药后将各组的 5 只大鼠分别置入大鼠固定器内，俯卧固定，暴露双后肢（为避免后肢缩回固定器内，可用胶布条轻轻地将其双后肢固定在固定器上）。给药 30 分钟时将各组大鼠足跖部原有的和由于固定时挣扎所致的汗液用干棉签轻轻拭干，于大鼠足跖部皮肤涂上和田－高垣试剂 A 液。待充分干燥后，再薄薄涂上 B 液，然后用肉眼或用放大镜仔细观察深紫色着色点（即汗点）出现的时间、颜色和数量，待汗点出现后，继续观察 20 分钟，每 5~10 分钟记录一次（表 6-4）。

5. **取材**　给药后 30 分钟处死各组剩余的 3 只大鼠。切取大鼠两侧足趾部皮肤和腋窝部分的皮肤，甲醛固定，乙醇脱水，二甲苯透明，石蜡包埋，切片，HE 染色，封片。在显微镜下观察汗腺，选取 10 条汗腺导管，采用 Image－pro plus 5.1 生物医学图像分析系统测量导管内径，取其平均值。观察汗腺上皮细胞数（个）以及空泡发生数（个），最后计算空泡发生率。空泡发生率（%）=空泡发生数（个）/汗腺上皮细胞数（个）×100%。记录在表6-5。

6. 数据统计 使用SPSS10.0统计软件，采用单因素方差分析对数据进行统计学处理，即可比较各组间的差异。

表6-4 麻黄汤不同组分汗点的计数比较

组别	编号	5分钟（个）	10分钟（个）	15分钟（个）	20分钟（个）
正常对照组	1				
	2				
	3				
	4				
	5				
麻黄组	1				
	2				
	3				
	4				
	5				
麻黄+桂枝组	1				
	2				
	3				
	4				
	5				
麻黄+杏仁组	1				
	2				
	3				
	4				
	5				
麻黄+甘草组	1				
	2				
	3				
	4				
	5				
麻黄+桂枝+杏仁组	1				
	2				
	3				
	4				
	5				

组别	编号	5 分钟（个）	10 分钟（个）	15 分钟（个）	20 分钟（个）
麻黄 + 桂枝 + 甘草组	1				
	2				
	3				
	4				
	5				
麻黄 + 杏仁 + 甘草组	1				
	2				
	3				
	4				
	5				
麻黄汤组	1				
	2				
	3				
	4				
	5				

表 6 – 5　麻黄汤不同组分对汗腺导管内径和空泡发生率的影响

组别	编号	汗腺导管内径（μm）	空泡发生率（%）
正常对照组	1		
	2		
	3		
麻黄组	1		
	2		
	3		
麻黄 + 桂枝组	1		
	2		
	3		
麻黄 + 杏仁组	1		
	2		
	3		
麻黄 + 甘草组	1		
	2		
	3		
麻黄 + 桂枝 + 杏仁组	1		
	2		
	3		

续表

组别	编号	汗腺导管内径（μm）	空泡发生率（%）
麻黄＋桂枝＋甘草组	1		
	2		
	3		
麻黄＋杏仁＋甘草组	1		
	2		
	3		
麻黄汤组	1		
	2		
	3		

【注意事项】

1. 本实验宜在恒温条件下进行，室温控制在 26℃±1℃。

2. 实验前最好将大鼠进行鼠筒训练，固定大鼠的操作应轻柔，尽量避免因挣扎而汗出。

3. 观察汗点出现的时间，在一次实验中应一致。

4. 大鼠足跖部汗腺主要分布在足跖肉垫上，足跖关节也有分布，足掌心则缺乏。

5. 为加强药效，在给药 1 小时后可加强一次。

【结果与分析】

1. **发汗效果的观察** 肉眼下观察，大鼠双侧足跖部皮肤上出现密集分布的紫蓝色汗斑。从单味药的发汗强弱来看，麻黄组 > 桂枝组 > 杏仁组 > 甘草组，说明麻黄汤中麻黄发汗作用最强。无麻黄或者桂枝的配伍组，如杏仁甘草组无发汗作用，说明麻黄、桂枝在麻黄汤中起发汗作用，并且麻黄配伍桂枝后，发汗作用大大增强，说明桂枝具有协同麻黄发汗的作用，属相须为用。

2. **病理切片**

（1）足跖部皮肤汗腺：光学显微镜下观察大鼠足跖部汗腺发现，凡是含有麻黄或桂枝的给药组在给药 30 分钟时，可见大鼠足趾皮肤汗腺导管的扩张，腺体扩张，腺上皮胞浆丰富，分泌旺盛，出现核下空泡，个别腺体可见分泌物。而不含麻黄或桂枝的各组则没有相应表现。

（2）腋窝部皮肤汗腺：以光学显微镜下观察大鼠腋窝部皮肤汗腺的空泡发生百分率作为评价发汗强度的指标，观察麻黄汤不同配伍给药后 30 分钟对大鼠的发汗作用。统计结果显示：麻黄、桂枝有发汗作用，杏仁、甘草无发汗作用；麻黄发汗作用强于桂枝；麻黄配伍桂枝后，发汗作用大大增强，说明桂枝具有协同麻黄发汗的作用，属相须为用；配伍杏仁后，各配伍组对发汗作用无影响；配伍甘草后，除杏仁甘草组外，其余配伍组发汗作用减弱。

【探索问题】

1. 麻黄汤的方剂组成中君、臣、佐、使的药物分别是什么？

2. 上述的实验结果表明，麻黄发汗作用最强，桂枝次之，杏仁、甘草无发汗作用，而配伍后发现，麻黄配桂枝效果优于单用麻黄，其理论依据是什么？

3. 本实验设计有何可改进之处？

实验三   三承气汤对正常小鼠小肠推进功能的影响

【实验目的】

了解不同药物对动物在体实验肠蠕动的影响，并比较三承气汤泻下作用的强弱，加深学生对传统中医方剂三承气汤的了解，对中医药的组方奥妙有一个直观的认识。

【实验动物】

昆明种小白鼠，雄性，18g±2g。

【实验材料】

器材：手术剪，眼科镊，灌胃器，长尺，炭末。

试剂：100%大承气汤煎液：大黄12g（后下），芒硝9g（后下），枳实12g，厚朴15g。上药先煎枳实、厚朴，再入大黄，煎液冲溶芒硝。

100%小承气汤煎液：大黄12g，枳实9g，厚朴16g。三药同煎煮。

100%调胃承气汤煎液：大黄12g，芒硝12g，炙甘草6g。先煎大黄、甘草，煎液冲溶芒硝。

【方剂解读】

三承气汤出自张仲景的《伤寒杂病论》。

大承气汤组成：大黄四两（酒洗），厚朴半斤（炙去皮），枳实五枚（炙），芒硝三合。煎服法：上四味，以水一斗，先煮枳、朴，取五升，去滓，内大黄，更煮取二升，去滓，内芒硝，更上微火一二沸，分温再服，得下，余勿服。主症：脉沉迟或实大，潮热谵语不能食，汗出，手足濈然汗出，腹满不减，减不足言，大便秘结，小便数或小便不利，大便乍难乍易，心中懊憹，烦不解，喘冒不得卧；目中不了了，睛不和不识人，循衣摸床，惕而不安。少阴病，自利清水色纯青，心下结痛，口干舌燥者；阳明刚痉，胸满口噤，卧不着席，脚挛急，必齘齿。

小承气汤组成：大黄四两，厚朴二两，枳实三枚。煎服法：上三味，以水四升，煮取一升二合，去滓，分温二服。初服汤当更衣，不尔者尽服之，若更衣者勿服之。主症：大便硬，谵语，潮热，脉滑而疾，微烦，小便数，下利。

调胃承气汤组成：大黄四两，甘草二两（炙），芒硝半升。煎服法：上三味，以水三升，煮二物至一升，去滓，内芒硝，更上微火煮一二沸。主症：蒸蒸发热，腹胀满，心烦，濈然汗出，不大便。温顿服之，以调胃气。

比较：大承气汤硝、黄并用，大黄后下，且加枳、朴，故攻下之力颇峻，为"峻下剂"，主治痞、满、燥、实四症俱全之阳明热结重证；小承气汤不用芒硝，且三味同煎；枳、朴用量亦减，故攻下之力较轻，称为"轻下剂"，主治痞、满、实而燥不明显之阳明热结轻证；调胃承气汤不用枳、朴，虽后内芒硝，但大黄与甘草同煎，故泻下之力较前二方缓和，称为"缓下剂"，主治阳明燥热内结，有燥实而无痞满之证。

【实验步骤】

1. **称重与标号分组** 将实验动物称重，以市售染发剂顺序标号。取空腹 12 小时的小白鼠，随机分成 4 组，正常对照组、大承气汤组、小承气汤组、调胃承气汤组，每组 10 只。

2. **造模与给药** 各实验组分别按 0.2mL/10g 体重灌服含有 10% 炭末的以下药物。甲组：生理盐水。乙组：大承气汤煎液。丙组：小承气汤煎液。丁组：调胃承气汤煎液。给药后注意观察小鼠的一般情况。

3. **取材** 给药后 20 分钟，处死动物，打开腹腔，轻轻取出肠管，剪去附着在肠管上的系膜和脂肪，剪取上端自幽门下端至回盲部的肠管，拉成直线。

4. **测量与计算** 测量从幽门至回盲部整个肠管的长度为"小肠总长度"，从幽门至炭粉前锋移动的距离作为"炭末移动距离"，计算每只小鼠炭末移动百分率（表6-6）。公式：炭末推进率（%）＝炭末移动距离/小肠总长度×100%。

表6-6 三承气汤对小肠炭末的推进率

编号	正常对照组（甲）			大承气汤组（乙）			小承气汤组（丙）			调胃承气汤组（丁）		
	小肠全长(cm)	炭末推进距离(cm)	推进率(%)	小肠全长(cm)	炭末推进距离(cm)	推进率(%)	小肠全长(cm)	炭末推进距离(cm)	推进率(%)	小肠全长(cm)	炭末推进距离(cm)	推进率(%)
1												
2												
3												
4												
5												
6												
7												
8												
9												
10												

5. 统计处理 使用 SPSS10.0 统计软件，采用单因素方差分析比较四组小鼠炭末移动百分率的差异。

【注意事项】

1. 实验前动物禁食，不禁水。
2. 给药与处死动物的间隔时间必须严格遵守。
3. 剪取肠管避免过度牵拉，否则影响测量长度的准确性。
4. 各项操作要轻柔，避免挤压肠管导致炭末前移影响实验的准确性。

【结果与分析】

1. 一般情况灌服三承气汤的小鼠出现活动减少，尤以大承气汤组最明显。
2. 小肠炭末推进的距离结果显示，大承气汤组推进距离最远，调胃承气汤组次之，最后是小承气汤组。

【探索问题】

1. 三承气汤的药物组成方面有何不同？
2. 如何解释调胃承气汤的推进率高于小承气汤？
3. 该实验设计有何改进之处？

实验四　犀角地黄汤对大肠杆菌内毒素致家兔发热模型的效果观察（温病血分证）

【实验目的】

本实验以大肠杆菌内毒素致家兔温病邪入血分之热瘀气脱证，并采用犀角地黄汤进行治疗，阐明其发挥作用的机制。通过本实验，培养学生制作中医温病模型的思路，锻炼学生运用现代科学手段和方法研究传统中医病证模型的能力，使学生能够把传统的中医理论与现代的科学技术手段有效结合，阐明传统中医理论的现代生物学内涵。

【实验原理】

内毒素是革兰阴性细菌细胞壁中的一种成分，叫脂多糖。脂多糖对宿主是有毒性的。内毒素只有细菌死亡溶解或用人工方法破坏菌细胞后才释放出来，所以叫内毒素。其毒性成分主要为类脂质 A。内毒素位于细胞壁的最外层，覆盖于细胞壁的黏肽上。各种细菌的内毒素的毒性作用大致相同，可引起发热、微循环障碍、内毒素休克及播散性血管内凝血等。

【实验对象】

清洁级家兔，体重 2~2.5kg。

【实验材料】

器材：注射器，家兔固定笼，BL-420 生物机能实验系统，血液流变学检测仪。

试剂：内毒素，犀角地黄汤。

【方剂解读】

犀角地黄汤，现选《备急千金要方》卷十二方。组成：芍药三分，地黄半斤，丹皮一两，犀角屑（用代用品）一两。上切。以水一升，煮取四升，去滓，温服一升，一日二三次。功用：清热解毒，凉血散瘀。主治：热入血分证，热迫血溢证。其主治证候包括：①热扰心神，身热谵语，舌绛起刺，脉细数。②热伤血络，斑色紫黑、吐血、衄血、便血、尿血等，舌红绛，脉数。③蓄血瘀热，喜妄如狂，漱水不欲咽，大便色黑易解等。

方解：本方治证由热毒炽盛于血分所致。心主血，又主神明，热入血分，一则热扰心神，致躁扰昏狂。二则热邪迫血妄行，致使血不循经，溢出脉外而发生吐血、衄血、便血、尿血等各部位之出血，离经之血留阻体内又可出现发斑、蓄血。三则血分热毒耗伤血中津液，血因津少而浓稠，运行涩滞，渐聚成瘀，故舌紫绛而干。此际不清其热则血不宁，不散其血则瘀不去，不滋其阴则火不熄，正如叶天士所谓"入血就恐耗血动血，直须凉血散血"。治当以清热解毒，凉血散瘀为法。方用苦咸寒之犀角为君，凉血清心而解热毒，使火平热降，毒解血宁。臣以甘苦寒之生地，凉血滋阴生津，一以助犀角清热凉血，又能止血，一以复已失之阴血。用苦微寒之赤芍与辛苦微寒之丹皮共为佐药，清热凉血，活血散瘀，可收化斑之功。四药相配，共成清热解毒，凉血散瘀之剂。本方配伍特点是凉血与活血散瘀并用，使热清血宁而无耗血动血之虑，凉血止血又无冰伏留瘀之弊。

【实验步骤】

1. **试剂的配制** 大肠杆菌内毒素使用前以生理盐水配成 $2\mu g/mL$ 溶液。

2. **分组与给药** 取体重相近的家兔，称重、编号，随机分为正常对照组、模型组和治疗组，每组 6 只。除治疗组灌服临床等效量的犀角地黄汤外，对照组和实验组都灌服等体积的生理盐水，每 12 小时给药 1 次。

3. **模型的制作** 实验组每只家兔耳缘静脉注入精制大肠杆菌内毒素（LPS）$2\mu g/kg$，24 小时后再次注入 LPS$3\mu g/kg$，对照组注入等量生理盐水。

4. **取材** 第二次注射 LPS 后 4 小时，对家兔进行心脏采血，进行血生化指标和血液流变学检测。采血后处死动物，观察各脏器情况。

5. **指标的检测方法**

（1）生命体征的监测：BL-420 生物机能实验系统测定体温、脉搏、呼吸、血压。

（2）生化指标检测：①凝血功能测定：动物于实验前和第二次注入 LPS 后 4 小时心脏穿刺采血，进行血小板计数（BPC）、凝血酶原时间（PT）、纤维蛋白原定量

（FG）、白陶土部分凝血活酶时间（KPTT）、复钙时间、血浆鱼精蛋白副凝固试验（3P test）测定。②血液流变学指标：测定全血比黏度、血浆比黏度、血沉、红细胞压积、红细胞电泳时间、纤维蛋白原，计算血沉方程 K 值、红细胞聚集指数。记录见表 6-7。

（3）病理形态学检查：第二次注 LPS 后 4 小时，用空气注入法处死动物，解剖，进行肉眼大体观察，同时取肺、心、肝、脾、肾等脏器，放入 10% 中性福尔马林固定，石蜡包埋切片，肺、肝、脾、肾行 HE 染色，心脏行磷钨酸苏木精（PTAH）染色，镜检。

6. **数据统计** 使用 SPSS10.0 统计软件，采用单因素方差分析比较各组间的差异。

表 6-7　实验前后血液生化指标的比较

		实验前	第二次注射 LPS 后
凝血功能测定指标	血小板计数（个/L）		
	凝血酶原时间（s）		
	纤维蛋白原定量（g/L）		
	白陶土部分凝血活酶时间（s）		
	复钙时间（s）		
	血浆鱼精蛋白副凝固试验		
血液流变学指标	全血比黏度（mPa·s）		
	血浆比黏度（mPa·s）		
	血沉（mm/h）		
	红细胞压积（%）		
	红细胞电泳时间（s）		
	纤维蛋白原（g/L）		
	计算血沉方程 K 值		
	红细胞聚集指数		

【结果与分析】

1. **一般情况** 实验组兔第一次注 LPS 后，耳充血通红，结膜充血，皮肤、四肢、耳部触之灼热，耸毛，懒动，拒食，口渴，尿赤，多数兔便稀或腹泻，但反应较灵活。第二次注 LPS 后，耳变苍白，摸之发凉，甚成冰凉，皮肤、四肢不温，结膜变淡，甚至苍白，蜷卧不动，或呈半瘫卧、瘫卧状，尿极赤或呈深褐色，呼吸困难，紫绀，软弱无力，反应迟钝，神志委靡，嗜睡或呈半昏迷状。对照组兔反应灵活，饮食如常，无上述表现。治疗组与实验组比较上述表现有所减轻。

2. **生命体征的变化** 第一次注射大肠杆菌内毒素 LPS 后，家兔体温开始上升。第二次注射大肠杆菌内毒素 LPS 后，家兔体温骤然下降，呼吸脉搏明显增快。

3. **生化指标** 第二次注入 LPS 后 4 小时，实验组 BPC 减少、FG 降低、KPTT 及复钙时间延长、3P test 阳性，与实验前比较有显著性差异。第二次注入 LPS 后，实验组 BPC 减少、FG 降低程度明显大于对照组，差别有极显著性意义，3P test 实验组与对照组比较具有显著差异。治疗组与模型组比较，对上述指标均有改善作用。

第二次注 LPS 后 4 小时，实验组微血栓高切变速率下全血黏度、血浆黏度、红细胞压积、纤维蛋白原含量明显降低，与实验前比较，差别均显著，低切变速率下全血黏度有降低趋势；红细胞电泳时间延长，血沉、血沉方程 K 增高，与实验前比较差异极显著。对照组除红细胞压积外，其余各项实验前后均无显著差别。第二次注 LPS 后实验组高切变速率下全血黏度降低、红细胞电泳时间延长、血沉增快、血沉方程 K 增加、纤维蛋白原降低，与对照组比较，差别均有显著性意义，血浆黏度实验组明显降低，对照组呈增高趋势。治疗组对血液流变学的指标具有改善作用，与模型组比较具有显著差异。

4. 病理学观察

（1）大体观察：实验组部分兔皮下腰大肌严重出血，见大片瘀血斑，肺组织广泛瘀血，见灶性、弥漫性出血；肝、脾色紫暗，稍肿胀，肾瘀血，肿胀，肾包膜易剥离，部分肾切面见点状出血灶；心脏切面偶见点状出血。治疗组对上述表现具有改善作用。

（2）镜下观察：实验组动物肺泡壁增厚，肺泡壁毛细血管高度弥漫性瘀血、出血，有少数微血栓。肺泡腔内高度炎性细胞浸润，重度出血，重度浆液渗出，形成多处实变区，见肺水肿，大部分肺泡塌陷，部分肺泡代偿性气肿，肺泡间质静脉血管高度瘀血、出血。见浆液渗出，少数或偶见小静脉混合血栓及纤维素性微血栓。肝小叶内中央静脉、肝窦高度瘀血，重度炎性细胞浸润，见有出血灶。汇管区叶间静脉高度瘀血，或血浆、红细胞、白细胞淤积，偶见混合血栓，小静脉见微血栓形成，汇管区见以白细胞为主的炎症细胞浸润，呈汇管区炎，肝细胞浊肿，胞浆疏松，见点状、灶状坏死。皮质肾小球毛细血管丛高度瘀血，细胞数增多，体积变大，偶见微血栓，皮质和髓质、间质毛细血管及小静脉高度瘀血、出血，见浆液渗出、水肿。心肌间质毛细血管、小静脉高度瘀血，局灶性出血，偶见微血栓。心肌见局灶性坏死，嗜酸性变。脾红髓内血窦、白髓毛细血管高度瘀血，见出血灶，红髓内血窦偶见微血栓。对照组动物脏器组织未见上述病理变化，治疗组动物的组织病理学改变轻于实验组。

【探索问题】

1. 温病卫、气、营、血四阶段的特征临床表现是什么？
2. 热入血分证治疗的典型方剂是什么？
3. 温病血分证出现的病理学基础是什么？

实验五　气能生血理论的实验观察

——四君子汤、四物汤和八珍汤对血虚模型小鼠证候改善作用的比较

【实验目的】

通过现代科技手段验证传统中医理论之气血关系中"气能生血"的理论，加深学

生对所学理论的认识，培养其采用现代生物学手段进行阐释传统中医理论的能力。

【实验原理】

四君子汤是补气的代表方剂，四物汤是补血的代表方，二者组合在一起的八珍汤则具有气血双补的作用。本研究采用放血致血虚模型，观察三首方剂对血虚证候的改善作用，从一个侧面验证中医"气能生血"的理论。

【实验对象】

清洁级昆明种小鼠，雄性，体重 18g±2g。

【实验材料】

器材：组织剪，灌胃针，血常规检测仪。
试剂：四君子汤（48g）：人参、白术、茯苓、甘草各 12g。
四物汤（45g）：熟地 15g，炙当归、炒白芍各 12g，川芎 6g。
八珍汤（63g）：当归、人参、白芍、白术、茯苓、熟地各 9g，川芎 6g，炙甘草 3g。
按传统煎法，人参去芦、头，先煎，每剂煎 45~60 分钟，每 5 天煎一剂。
生理盐水。

【方剂解读】

1. **四君子汤**　出自《太平惠民和剂局方》，其曰："治荣卫气虚，脏腑怯弱，心腹胀满，全不思食，肠鸣泄泻，呕哕吐逆，大宜服之。人参（去芦），甘草（炙），茯苓（去皮），白术，各等分。右为细末，每服二钱，水一盏，煎至七分，通口服，不拘时。入盐少许，白汤点亦得。常服温和脾胃，进益饮食，辟寒邪瘴雾气。"

清代医家吴昆在《医方考》中对该方的主治和方解进行了精辟的论述："面色痿白，言语轻微，四肢无力，脉来虚弱者，此方主之。夫面色痿白，则望之而知其气虚矣；言语轻微，则闻之而知其气虚矣；四肢无力，则问之而知其气虚矣；脉来虚弱，则切之而知其气虚矣。如是则宜补气。是方也，人参甘温质润，能补五脏之元气；白术甘温健脾，能补五脏之母气；茯苓甘温而洁，能致五脏之清气；甘草甘温而平，能调五脏愆和之气。四药皆甘温，甘得中之味，温得中之气，犹之不偏不倚之君子也，故曰四君子。"

2. **四物汤**　出自《仙授理伤续断秘方》。组成：白芍药、川当归、熟地黄、川芎各等分。每服三钱。水一盏半，煎至七分，空心热服。功效：补血和血，调经化瘀。主治：冲任虚损，月经不调，脐腹疼痛，崩中漏下，血瘕块硬，时发疼痛；妊娠将理失宜，胎动不安，腹痛血下；产后恶露不下，结生瘕聚，少腹坚痛，时作寒热；跌打损伤，腹内积有瘀血。

《医方集解》曰："当归甘温入心脾，能养营活血，为血中之气药，能通血滞，补血虚，生血为君；生地甘寒入心肾，滋血养阴为臣；芍药酸寒入肝脾，敛阴为佐；川芎辛温入手足厥阴，润肝燥而补肝阴，升清阳而开诸郁，通上下而行血中之气为使也。"方中四药搭配合理，滋阴补血，归芎与地芍相合，则行血而不伤血，地芍得归芎之助，则补且不滞血，能养五脏之阴又调经补血，四药组合，滋而不腻，温而不燥，刚柔相济，阴阳调和，使血自生。万物不离阴阳，四物汤在四药配伍上也体现了阴阳学说，因为血之动者为阳，芎归主之，调营中之气；血之静者为阴，地芍主之，养五脏之阴，四物相配，阴阳调和而血自生。四物汤之药味有阴有阳，有动有静，共同体现了阴阳学说理论。

3. **八珍汤**　出自《正体类要》卷下。组成：当归、川芎、熟地黄、白芍药、人参、白术、茯苓、甘草。用于治疗气血两虚，面色苍白或萎黄，头晕目眩，四肢倦怠，气短懒言，心悸怔忡，饮食减少，舌淡，苔薄白，脉细弱或虚大无力。

本方在原书用治失血过多，以致气血皆虚诸证。肢体倦怠乏力，面色苍白无华，短气懒言，心悸怔忡，脉细虚，舌淡苔白，皆为气血两亏，心脾不足所致。肝藏血，开窍于目，肝血亏，故头晕目眩。方用参、术、苓、草补脾益气；归、芍、地滋养心肝，加川芎入血分而理气，则归、地补而不滞；加姜、枣助参、术入气分以调和脾胃。全剂配合，共收气血双补之功。

【实验步骤】

1. **分组与标号**　将小鼠随机分为 4 组，四君子汤组、四物汤组、八珍汤组和正常对照组，每组 10 只。

2. **造模及给药**

（1）实验性血虚证的制作：剪去鼠尾尾尖约 0.3cm，采血化验。然后把小白鼠尾部伤口浸入 37℃左右的温水中，用手指轻挤鼠尾，放血约 0.5mL。放血 24 小时后，再采血化验，确定血虚状态指标。观察记录处理后小白鼠的被毛、眼睛、尾巴和粪便，每日 1 次。

（2）药物：从放血后第 2 天开始用灌胃方式给药，每日 1 次，连续 10 天。4 组分别给予四物汤、四君子汤、八珍汤煎剂和生理盐水。四物汤、四君子汤煎剂浓度为 40%，八珍汤为 60%。每只小白鼠每天灌服 0.5mL，在 0.5mL 煎剂中，四物汤含生药 0.23g，四君子汤含生药 0.22g，八珍汤含生药 0.33g，正常对照组每天服生理盐水 0.5mL。

3. **检测指标**　实验全过程共检测 4 次。放血前后各 1 次，给药第 5 天、第 10 天各 1 次。化验项目有红细胞（RBC）、血红蛋白（Hb）、网织红细胞（Rtc），见表 6-8。

表6-8 小鼠的血常规结果比较

组别	放血前			放血后			治疗5天			治疗10天		
	RBC（个/L）	Hb（g/L）	Rtc（%）	RBC（个/L）	Hb（g/L）	Rtc（%）	RBC（个/L）	Hb（g/L）	Rtc（%）	RBC（个/L）	Hb（g/L）	Rtc（%）
正常对照组												
补气组												
养血组												
气血双补组												

4. **统计学处理** 使用 SPSS10.0 统计软件，采用单因素方差分析比较各组之间的差异。

【结果与分析】

1. **一般情况** 经处理前的两次采血和放血，实验小鼠明显的变化是被毛蓬松而无光泽，弓背，活动减少，眼睛无神，尾巴颜色苍白，粪便未见异常。给药5天后，补气组和盐水组活动增加，进食良好，眼睛有神，疏毛现象消失，尾巴颜色红润。益气补血组仍有部分疏毛现象。补血组大多数小鼠仍活动少，被毛无光泽。给药10天后，益气补血组表现活泼，进食好，被毛浓密而有光泽，色白，紧贴身体，眼睛鲜红而有神，尾巴颜色红润。补气组、补血组、盐水组毛色白而有光泽，眼睛有神，尾巴颜色红润。

2. **血常规** 放血前各组小鼠的血常规各项指标之间没有显著差异。放血后各组小鼠的血红细胞和血红蛋白与放血前比较显著降低，但是各组之间没有差异。治疗5天，各组的红细胞数出现明显差异，顺序是益气补血组＞补气组＝补血组＞盐水组。网织红细胞各治疗组均显著升高，但是各组之间无显著差异。治疗10天，各组动物红细胞和血红蛋白恢复正常，各组之间无显著差异。

【探索问题】

1. 八珍汤治疗实验性血虚效果优于四君子汤和四物汤的依据是什么？
2. 该实验设计有何可改进之处？
3. 放血10天后各组之间的实验结果没有差异说明什么问题？

第七章 综合性实验

实验一 四君子汤对脾虚模型小鼠消化功能的影响

【实验目的】

本实验通过苦寒泻下法制作脾虚小鼠模型，让学生熟悉中医脾虚证动物模型的造模方法，并从生理学、病理学、生物化学等方面揭示脾虚的本质，以补脾益气典型方剂进行反证，培养学生多学科的实验技术和进行中医科研的思维和方法。

【实验原理】

大黄泻下致脾虚动物模型的消化系统功能具有不同程度的损害，因此，选用与消化功能相关的指标，如血清 D – 木糖排泄率、淀粉酶活性、琥珀酸脱氢酶以及酚红在消化道的排泄等指标反映消化系统功能，并以四君子汤这一健脾益气的典型方剂干预，验证补脾方剂的效果。

【实验对象】

昆明种小鼠，清洁级，体重 18g ± 2g。

【实验材料】

器材：灌胃针，弯钳，弯镊，眼科剪，弯剪，小鼠固定板。

试剂：100% 大黄制剂，D – 木糖醇，酚红糊剂，淀粉酶试剂盒，琥珀酸脱氢酶试剂盒，四君子汤。

【方剂解读】

四君子汤方解参见第二章实验五"气能生血理论的实验观察"。

【实验步骤】

1. 试剂的配制

（1）100% 大黄制剂的制备：大黄用水浸泡 1 小时后，煮沸 40 分钟，用纱布过滤，再加入冷水煮沸 20 分钟，过滤后合并两次滤液，于 60℃ 水浴浓缩成 100%（1g 生药/mL）煎液，4℃ 保存。

（2）酚红糊剂：按每 15mL 0.02% 酚红溶液加 1g 淀粉的比例加热调成糊剂即可。

2. 分组 小鼠随机称重、标号，分为正常对照组、脾虚模型组和四君子汤治疗组，每组 10 只。

3. 小鼠脾虚模型的制备 小鼠每日喂食大黄水浸煎剂 1mL（相当于生药 1g），连续喂养 8 天，并每天观察它的表现，脾虚动物会出现体重减轻、倦怠、便溏、毛发枯槁、畏寒等症状。第 9 天灌服四君子汤反证治疗 8 天，观察小鼠体重的变化和其他症状的改善。

4. 取材 取血测定血清中淀粉酶和琥珀酸脱氢酶的活性；取尿液测定 D - 木糖含量；取消化系统各段测定酚红的含量。

5. 指标的测定

（1）D - 木糖排泄率测定：参照文献方法，测定小鼠尿中 D - 木糖含量。

（2）血清淀粉酶和琥珀酸脱氢酶活性测定：采用比色法测定。

（3）胃排空、肠推进速度测定：各组动物按照 25mL/kg 体重灌服酚红糊剂，30 分钟后脱白处死动物，结扎贲门、幽门及回盲部，从幽门至回盲部 6 等分剪断小肠，依次为第 1 段、第 2 段至第 6 段，分别将胃和各段小肠取出剪碎，用蒸馏水冲洗 3 次，至洗液体积为 3mL。而后在各管中分别加入 0.3mol/L Ba(OH)$_2$1mL，充分混匀后静置 3~5 分钟，再各加 1mL 15% ZnSO$_4$，混匀后 3000r/min 离心 10 分钟，各取上清液 3mL 加 10% NaOH 0.5mL，混匀后测光密度，对照标准曲线算出胃和小肠各段酚红残留率。

胃排空百分率、小肠推进相对百分率（指小肠各段酚红的残留量占整个小肠酚红总量的百分比）按下列公式计算：

胃排空百分率（%）=〔灌入胃中酚红总量（mg）- 胃中残留量（mg）〕/〔胃中酚红总量（mg）〕×100%

小肠推进相对百分率（%）=〔小肠某段酚红残留量（mg）/小肠各段酚红残留量之和（mg）〕×100%

实验数据记录见表 7 - 1。

表7-1 各组动物试验指标的比较

分组	正常对照组										脾虚模型组										四君子汤治疗组									
编号	1	2	3	4	5	6	7	8	9	10	1	2	3	4	5	6	7	8	9	10	1	2	3	4	5	6	7	8	9	10
D-木糖排泄率(%)																														
血清淀粉酶活性(U/L)																														
琥珀酸脱氢酶活性(μkat/g)																														
胃排空百分率(%)																														
小肠推进相对百分率(%)																														

6. **统计学处理**　使用 SPSS10.0 统计软件，采用单因素方差分析比较各组之间的差异。

【注意事项】

1. 脾虚症状的出现是一个渐进的过程，因此，注意观察动物的表现。
2. 摘眼球取血时注意不要溶血。

【结果与分析】

1. **一般体征变化**　在造模后各组小鼠逐渐出现委靡倦怠、眯眼、少动、便溏、泄泻、耳色淡白、耳朵后背被毛散乱无光泽等脾虚证的表现，劳倦过度组小鼠较其他造模组小鼠更加懒动，受刺激反应更加迟钝，行走呈匍匐状。

2. **消化系统功能**

（1）血清 D－木糖含量：是与小肠吸收功能成正相关的一个较为敏感和特异的检测指标。本次实验结果表明，模型组小鼠血清中 D－木糖含量与对照组相比显著降低，表明脾虚小鼠 D－木糖醇吸收率减低，四君子汤治疗后，D－木糖醇吸收率减低现象得到明显改善。

（2）淀粉酶活性：也是一个反映消化吸收功能较为敏感和特异的检测指标。脾虚模型动物血清淀粉酶活性显著降低，四君子汤对淀粉酶的活性具有一定的改善作用。

（3）琥珀酸脱氢酶：是细胞线粒体内膜氧化磷酸化的标志酶之一，琥珀酸脱氢酶活性下降时，细胞物质转运、能量代谢功能低下，影响离子运送，从而使细胞内池腔混浊肿胀，影响消化酶合成与分泌，以及细胞正常生理功能活动，以致消化吸收障碍。本实验结果表明，模型组小鼠血清中琥珀酸脱氢酶活性与对照组相比均显著降低，而四君子汤能够改善琥珀酸脱氢酶的活性。

（4）胃排空、肠道推进速度：是胃肠平滑肌在神经、体液因素调节下电活动、机械活动协调的结果，采用测定小肠各段酚红含量的变化，能更客观、准确地反映食物在小肠的推进状况。模型组小鼠小肠各段酚红的含量均降低。

【探索问题】

1. 脾虚证形成的病因病机是什么？
2. 大黄导致脾虚的机制是什么？与临床人的脾虚证的成因有什么不同？该模型有何可改进之处？
3. 四君子汤改善脾虚症状的机制是什么？
4. 中医脾虚证的病变本质是什么？

实验二 中医"肾应冬"生理机制的研究

——生殖功能的四季变化及其与松果腺调节的关系

【实验目的】

本实验通过观察正常男性和雄性大鼠在春、夏、秋、冬四季生殖功能的季节变化，以及光节律敏感的松果腺在其中所起的调节作用，从对中医"五脏应时"理论中的"肾应冬"理论的科学内涵和机制有深刻的理解，进而通过科学实验的方式加深对中医藏象实质的认识。

【实验原理】

"肾应冬"是《内经》"五脏应时"理论的一个组成部分。"五脏应时"是在"天人相应"思想指导下，认为人体内在的脏腑生理机能与外界时辰季节具有同步的相应性变化。其内容包括"肝应春""心应夏""脾应长夏""肺应秋"和"肾应冬"。

中医学在对人体五脏功能的认识过程中始终是将人体视为一个与自然息息相关的有机整体，五脏是以实质器官为基础的功能单位，并与自然相应，体现了人体生命活动与自然四时阴阳消长存在协调共振的规律。如《灵枢·本脏》曰："五脏者，所以参天地，副阴阳，而运四时，化五节者也。"《素问·金匮真言论》曰："五脏应四时，各有收受乎？"《素问·生气通天论》开篇即云："夫自古通天者生之本，本于阴阳。天地之间，六合之内，其气九州九窍、五脏、十二节，皆通乎天气。其生五，其气三，数犯此者，则邪气伤人，此寿命之本也。"因此可见，认识中医藏象的实质不能脱离自然四时季节规律的变化。正如恽铁樵先生在20世纪初说过的那样，"《内经》之五脏，非血肉之五脏，乃四时之脏。不明此理，则独处荆棘"。肾主生殖是肾的主要生理功能之一，而"肾应冬，主封藏"是肾的重要生理特性。因此，本实验以肾主生殖为切入点，通过观察性腺轴各激素水平的季节性变化来探讨"肾应冬"的内涵。

松果腺是一个光敏感的神经内分泌调节器。目前大量研究已经证实，松果腺可以借助对自然光节律的感应而调节松果腺褪黑素的分泌，而褪黑素可以直接或间接作用于身体的各个组织器官（包括性腺轴），进而产生相应的生理效应。因此，松果腺可以视为将自然时辰季节的光信号转化成生物体化学信号的变化中介。松果腺的这一特点对于中医"天人相应""五脏应时"的研究具有非常重要的价值。它可以成为研究天与人关系的一个实在而可操作的桥梁。因此，本实验将通过观察正常大鼠和松果腺摘除大鼠在春分、夏至、秋分、冬至（此四点分属一年四个季节，并且具有典型的光节律特点）松果腺对性腺轴的影响，探讨"肾主生殖，应冬主封藏"的生物学内涵。

【实验对象】

正常健康男性，20~30岁，10人。

健康 SD 大鼠，雄性，体重 180～200g，64 只。分别于春分、夏至、秋分、冬至前 40 天购入。

【实验材料】

器材：牙科钻，剪刀，镊子，止血钳，明胶海绵，手术刀，缝皮针，采血管，采血针，天平，低温离心机，移液器，EP 管，一次性移液枪头，－80℃冰箱，大鼠笼，小鼠笼，高压灭菌锅。

试剂：生理盐水，青霉素注射剂，戊巴比妥钠，75% 医用酒精。

【实验步骤】

1. **标号与分组**　大鼠分别于春分、夏至、秋分、冬至前 40 天购入，适应性饲养 7 天后随机分为生理组、手术组，每组 10 只。在春分、夏至、秋分、冬至前 33 天进行松果腺摘除手术。饲养条件：自然光照，冬季（17±1）℃，夏季（25±1）℃。春秋（20±1）℃，自由摄取水及饲料。饲料为普通鼠全价颗粒饲料。

2. **造模**　摘除松果腺手术，手术组动物以 1.5% 戊巴比妥钠 0.3mL/100g 体重麻醉，固定，消毒，头顶皮肤切口约 2cm，暴露颅矢状缝、人字缝。在人字缝和矢状缝两侧用牙科钻切割矩形骨片，暴露矢静脉（SSV）和窦汇（CS），用眼科镊在 CS 下取出松果腺，缝合皮肤，消毒。术后注射青霉素 2～3 天。术后手术组大鼠先分笼饲养，待头部缝合拆线后再进行合笼饲养。

3. **取材**

（1）动物：春分日、夏至日、秋分日、冬至日晚 8 点取材，动物麻醉腹主动脉取血，取血清以备测试指标。

（2）人：春分日、夏至日、秋分日、冬至日静脉取血 5mL，取血清以备测试指标。

4. **血清的提取及储存**　全血标本于室温放置 2 小时或 4℃过夜后于 1000×g 离心 20 分钟，取上清，将血清放于 －80℃保存，但应避免反复冻融。

5. **指标检测**　用 ELASA 试剂盒检测四季所有样品的 GnRH（促性腺激素释放激素），LH（促黄体生成素），FSH（促卵泡生成素），T（睾酮）。

实验记录见表 7－2。

6. **统计学处理**　使用 SPSS10.0 统计软件，采用单因素方差分析比较各组之间的差异。

表 7-2 试验对象随季节更替试验指标的变化

季节			春分									夏至										秋分										冬至									
标号		1	2	3	4	5	6	7	8	9	10	1	2	3	4	5	6	7	8	9	10	1	2	3	4	5	6	7	8	9	10	1	2	3	4	5	6	7	8	9	10
人	GnRH (nmol/L)																																									
	LH (μmol/L)																																									
	FSH (nmol/L)																																									
	T (μmol/L)																																									
动物	GnRH (nmol/L)																																									
	LH (μmol/L)																																									
	FSH (nmol/L)																																									
	T (μmol/L)																																									

【注意事项】

1. 动物饲养时因为要求暴露于自然光照下，因此动物在晚上不能接受人工照明的刺激。

2. 健康男性应尽量保证1年4次取样，最好不要中间换人。

3. 动物麻醉不要过度，以防死亡。

4. 动物手术器械均应高压灭菌消毒。术后动物要进行抗炎处理，以防感染。

【结果与分析】

1. **正常男性四季性腺轴激素水平的变化**　睾酮应该出现冬春季节低于夏秋季节的态势。

2. **正常雄性大鼠四季性腺激素水平的变化**　GnRH、LH、T均应出现冬低夏高的变化趋势。FSH可能变化不明显。

3. **松果腺对大鼠四季性腺轴激素水平变化的影响**　松果腺摘除后，大鼠性腺轴激素水平的正常季节变化规律紊乱或消失。

【探索问题】

1. 女性的四季性腺轴激素水平会不会与男性变化一致？是否也符合"肾应冬"的封藏之性？

2. 人类是非季节生殖的，实验SD大鼠也是非季节生殖性动物，那么，为什么他们的性腺轴激素水平还会在冬季降低呢？通过实验数据，你又如何来理解"肾应冬，主封藏"的特性呢？

3. 松果腺在生物体中所起的作用对你理解中医的"天人相应""五脏应时"理论有什么启示？

第八章 设计性实验

教育部在《关于加强高等学校本科教学工作提高教学质量的若干意见》中指出，"进一步加强实践教学，注重学生创新精神和实践能力的培养""高等学校要重视本科教学的实验环节""开出一批新的综合性、设计性实验"。设计性实验是指根据给定的实验目的、条件、要求，自行设计实验方案，组织实验系统，独立操作并得出实验结果的探索性实验，在设计过程中可以激发学生的积极主动性，培养创新意识，提高解决综合问题的能力。

传统的实验教学以验证性实验为主要教学形式，实验内容相对比较独立，不能体现各学科之间的联系，而且实验内容比较单一，不利于学生综合素质与创新能力的培养。因此，对传统中医药学实验教学模式进行改革，已成为中医药学发展的必然趋势。

中医药学设计性实验教学是根据中医药事业发展对中医高层次人才培养的需要，结合专业特点开设的综合性、设计性中医药学实验。通过本实验教学，使学生独立地、综合地运用多门中医药学课程的内容，结合中医药研究实际，得到全面系统的提升研究方案设计能力、实验操作技能和中医药研究综合能力，提高学生应用中医药学基础理论、技能分析、解决中医药学医疗及科研实际问题的能力。中医药学设计性实验的教学强调学生独立设计，在教师的指导下独立进行实验观察、实验结果分析和论文撰写的工作，注重培养学生分析问题和解决问题的能力，为日后从事中医药研究和医疗奠定坚实的基础。

在中医药学设计性实验实施过程中，学生根据给定的实验项目、实验目的，有针对性地查阅相关的文献资料，将文献中的信息进行整合，并应用所学到的中医学、药理学、免疫学、生物化学、中药学等相关学科的专业知识，分组自行设计实验方案，包括动物模型的制备方法、常用的中医药治疗方法及组方用药、疗效观察指标及其检测方法、中药物质基础分析等内容。此后，将实验设计方案进行课堂交流，并与指导教师共同探讨，确定合理可行的实验方案。

根据确定的实验方案，学生在指导教师的引导和帮助下自行分组开展实验，对实验过程进行全程观察，并且及时、准确、全面地进行记录。实验结束后，学生根据原始记录和实验结果进行数据处理及结果分析，并在教师的指导下撰写研究论文。

实验一　中医药治疗痹证的作用观察及其物质基础分析

综合设计实验任务书基本要求

班级		专业		组别	
姓名		实验时间（某月某日～某月某日）			
题目	中医药治疗痹证的作用观察及其物质基础分析				

一、实验目的

通过多指标观察研究中医药治疗痹证的作用，并运用中药分析测试技术，探讨中医药治疗痹证作用的物质基础。

二、实验要求

1. 查阅文献　了解中医药治疗痹证研究的现状、进展、存在的问题、发展趋势；撰写文献综述。

2. 方案设计　独立进行实验研究方案设计，确立痹证动物模型制备方法和中医药治疗痹证的方法；自行组方用药；设计中医药疗效观察指标及其检测方法；制定中医药治疗痹证作用观察及其物质基础分析的研究方案。

3. 方案交流　将实验研究的设计方案进行课堂交流，进一步确定研究内容。

4. 实施实验　进行实验动物分组、制备痹证动物模型、进行治疗干预、疗效观察、展开各项实验检测；进行中医药治疗痹证物质基础的分析实验；采集和分析实验数据；做好实验记录。

5. 撰写研究论文

实验二　中医药对于阿尔茨海默病的影响及其物质基础分析

综合设计实验任务书基本要求

班级		专业		组别	
姓名		实验时间（某月某日～某月某日）			
题目	中医药对于阿尔茨海默病的影响及其物质基础分析				

一、实验目的

通过多指标观察研究中医药对于阿尔茨海默病的影响，并运用中药分析测试技术，探讨中医药影响阿尔茨海默病作用的物质基础。

二、实验要求

1. 查阅文献　了解中医药治疗阿尔茨海默病研究的现状、进展、存在的问题、发展趋势；撰写文献综述。

2. 方案设计　独立进行实验研究方案设计。确立阿尔茨海默病动物模型制备方法和中医药治疗阿尔茨海默病的方法；自行组方用药；设计中医药疗效观察指标及其检测方法；制定中医药治疗阿尔茨海默病作用观察及其物质基础分析的研究方案。

3. 方案交流　将实验研究的设计方案进行课堂交流，进一步确定研究内容。

4. 实施实验　进行实验动物分组、制备阿尔茨海默病动物模型、进行治疗干预、疗效观察、展开各项实验检测；进行中医药治疗阿尔茨海默病物质基础的分析实验；采集和分析实验数据；做好实验记录。

5. 撰写研究论文

实验三 中医药理气作用观察及其物质基础分析

综合设计实验任务书基本要求

班级		专业		组别	
姓名		实验时间（某月某日～某月某日）			
题目	中医药理气作用观察及其物质基础分析				

一、实验目的

通过多指标观察研究中医药理气作用，并运用中药分析测试技术，探讨中医药理气作用的物质基础。

二、实验要求

1. 查阅文献　了解中医药理气作用研究的现状、进展、存在的问题、发展趋势；撰写文献综述。

2. 方案设计　独立进行实验研究方案设计。确立气滞动物模型制备方法和中医药理气作用的方法；自行组方用药；设计中医药疗效观察指标及其检测方法；制定中医药理气作用观察及其物质基础分析的研究方案。

3. 方案交流　将实验研究的设计方案进行课堂交流，进一步确定研究内容。

4. 实施实验　进行实验动物分组、制备气滞动物模型、进行治疗干预、疗效观察、展开各项实验检测；进行中医药理气作用物质基础的分析实验；采集和分析实验数据；做好实验记录。

5. 撰写研究论文

实验四 中医药治疗消渴证实验

综合设计实验任务书基本要求

班级		专业		组别	
姓名		实验时间（某月某日～某月某日）			
题目	中医药治疗消渴证实验				

一、实验目的

通过多指标观察研究中医药治疗消渴证的作用，并运用中药分析测试技术，探讨中医药治疗消渴证作用的物质基础。

二、实验要求

1. 查阅文献 了解中医药治疗消渴证研究的现状、进展、存在的问题、发展趋势；撰写文献综述。

2. 方案设计 独立进行实验研究方案设计。确立消渴证动物模型制备方法和中医药治疗消渴证的方法；自行组方用药；设计中医药疗效观察指标及其检测方法；制定中医药治疗消渴证作用观察及其物质基础分析的研究方案。

3. 方案交流 将实验研究的设计方案进行课堂交流，进一步确定研究内容。

4. 实施实验 进行实验动物分组、制备消渴证动物模型、进行治疗干预、疗效观察、展开各项实验检测；进行中医药治疗消渴证物质基础的分析实验；采集和分析实验数据；做好实验记录。

5. 撰写研究论文

实验五 中医药平喘作用观察及其 物质基础分析

综合设计实验任务书基本要求

班级		专业		组别	
姓名		实验时间（某月某日～某月某日）			
题目	中医药平喘作用观察及其物质基础分析				

一、实验目的

通过多指标观察研究中医药平喘作用，并运用中药分析测试技术，探讨中医药平喘作用的物质基础。

二、实验要求

1. 查阅文献　查阅文献，了解中医药平喘作用研究的现状、进展、存在的问题、发展趋势；撰写文献综述。

2. 方案设计　独立进行实验研究方案设计。确立气喘动物模型制备方法和中医药平喘作用的方法；自行组方用药；设计中医药疗效观察指标及其检测方法；制定中医药平喘作用观察及其物质基础分析的研究方案。

3. 方案交流　将实验研究的设计方案进行课堂交流，进一步确定研究内容。

4. 实施实验　进行实验动物分组、制备气喘动物模型、进行治疗干预、疗效观察、展开各项实验检测；进行中医药平喘作用物质基础的分析实验；采集和分析实验数据；做好实验记录。

5. 撰写研究论文

实验六　中医药治疗肝炎实验

综合设计实验任务书基本要求

班级		专业		组别	
姓名		实验时间（某月某日～某月某日）			
题目	中医药治疗肝炎实验				

一、实验目的

通过多指标观察研究中医药治疗肝炎的作用，并运用中药成分分析方法，探讨中医药治疗肝炎作用的物质基础。

二、实验要求

1. 查阅文献　了解中医药治疗肝炎研究的现状、进展、存在的问题、发展趋势；撰写文献综述。

2. 方案设计　设计实验研究方案。确立肝炎动物模型制备方法和中医药治疗肝炎的方法；自行组方用药；设计中医药疗效观察指标及其检测方法；制定肝炎模型的复制和中医药治疗肝炎作用观察的研究方案；制定组方中主要有效成分的鉴别方法和含量测定方法。

3. 方案交流　课堂交流实验研究的设计方案。

4. 实施实验　进行实验动物分组、制备肝炎动物模型、进行治疗干预、疗效观察、展开各项实验检测，采集和分析实验数据；做好实验记录。

5. 撰写研究论文

实验七　中医药治疗高脂血症的作用观察
及其物质基础分析

综合设计实验任务书基本要求

班级		专业		组别	
姓名		实验时间（某月某日～某月某日）			
题目	中医药治疗高脂血症的作用观察及其物质基础分析				

一、实验目的

通过多指标观察研究中医药治疗高脂血症的作用，并运用中药分析测试技术，探讨中医药治疗高脂血症作用的物质基础。

二、实验要求

1. 查阅文献　了解中医药治疗高脂血症研究的现状、进展、存在的问题、发展趋势；撰写文献综述。

2. 方案设计　独立进行实验研究方案设计。确立高脂血症动物模型制备方法和中医药治疗高脂血症的方法；自行组方用药；设计中医药疗效观察指标及其检测方法；制定中医药治疗高脂血症作用观察及其物质基础分析的研究方案。

3. 方案交流　将实验研究的设计方案进行课堂交流，进一步确定研究内容。

4. 实施实验　进行实验动物分组、制备高脂血症动物模型、进行治疗干预、疗效观察、展开各项实验检测；进行中医药治疗高脂血症物质基础的分析实验；采集和分析实验数据；做好实验记录。

5. 撰写研究论文